AROMATHÉRAPIE ESSENTIELLE

Huiles essentielles et parfums
pour le corps et l'âme

Du même auteur :

- **Aux Éditions Guy TREDANIEL**

Massage Californien
Art de la détente et du toucher,
1983 — 2ème Édition

Massages anti-stress
harmonique et vertébral, *1987*

Mille et une vertus
des huiles essentielles, *1988*

- **Aux Éditions ELLEBORE**

Les techniques du toucher
- Do in, *1994*
- Shiatsu, *1995*
- Réflexologie plantaire, *1996*

Vidéos cassettes
- Découvrir le Do in
- Apprendre le massage
- Méthode de shiatsu
- Pratique de la réflexologie plantaire
- La relaxation coréenne
- Massage en couple

ISBN : 2-85707-919-2

JEAN-LOUIS ABRASSART

AROMATHÉRAPIE ESSENTIELLE

Huiles essentielles et parfums pour le corps et l'âme

GUY TREDANIEL ÉDITEUR
65 Rue Claude Bernard
75005 PARIS

L'ÂME ET LE CORPS

Une collection sous la direction de Jean-Louis ABRASSART

L'âme et le corps forment un couple qui tantôt se déchire, parfois jusqu'à la rupture, tantôt se retrouve dans l'embrasement de la fusion. Leur complémentarité et leur tension habitent les philosophies depuis que l'homme s'est regardé pour la première fois dans le miroir de la pensée. Leurs noces éternelles, apocalyptiques ou extatiques, ont engendré nos conceptions du masculin et du féminin, du père éternel et de la mère universelle. Elles ont alimenté notre vision de la vie et de la mort, de la santé et du bonheur.

A l'heure où les sœurs ennemies que sont la science et la religion se réconcilient au seuil de l'inconnaissable, sans doute l'âme et le corps ont-ils besoin, comme beaucoup d'entre nous, de redéfinir leur couple dans la sainte folie de l'Amour. Et s'ils vivent ensemble ainsi depuis si longtemps, sans doute ont-ils besoin l'un de l'autre.

Le corps s'impose par son évidence, l'âme par son mystère. L'un nous enferme, l'autre nous appelle. Les sorciers animistes invoquent les esprits de la nature pour exorciser la maladie, pendant que les chirurgiens opèrent des corps endormis dans un silence aseptisé. Nous atterrissons sur Mars en même temps que le Dieu de la guerre dirige nos cauchemars. Pour l'humain aux deux visages, la tentation est toujours grande de rejeter l'Autre.

La collection **L'ÂME ET LE CORPS** rassemble des auteurs qui n'ont pu se résoudre à rester borgnes. Leurs livres tentent de jeter un pont entre psyché et soma, pour une médecine de l'âme et une rédemption du corps. Leurs livres s'appuient sur le désir de partager leur expérience dans des domaines aussi variés que les médecines parallèles, la psychothérapie ou la spiritualité.

"Et pourtant, rien n'est plus réel que ce parfum de la fleur de l'être, si inconsciemment recherché. Incapable de l'exhaler de lui-même, l'homme l'emprunte aux fleurs dont il distille les essences pour s'en parfumer."

ANNICK DE SOUZENELLE.
Le symbolisme du corps humain,
Éditions Dangles.

Remerciements à

• MARCEL LAVABRE * pour les documents qu'il m'a remis,

• JEAN-PIERRE et MARC ESPEUT, en souvenir de notre collaboration au sein de l'Institut Méditerranéen de Recherche et d'Applications Dermo-Esthétiques

• MICHEL DOGNA, RENÉ A. STRAUSSMAN et PHILIPPE MAILHEBIAU pour les informations passionnantes contenues dans leurs ouvrages

• MICHÈLE SANSON pour le chapitre sur les parfums

• VÉRONIQUE GROUX DE NIERI pour son aide à la traduction de documents en langue anglaise

• LAURENCE DUTOIT pour la relecture du manuscrit.

(*) *Marcel Lavabre, alors l'un de mes fournisseurs en huiles essentielles, me remit en 1985 une étude en langue anglaise des huiles essentielles, me donnant l'autorisation d'utiliser à ma guise les informations qu'elle contenait. Les trois premiers chapitres de ce livre ainsi que la présentation des huiles essentielles par famille botanique s'en inspirent largement.*®

AVANT PROPOS

L'aromathérapie reste un concept relativement nouveau et encore méconnu. La première fois qu'ils en entendent parler, la plupart d'entre nous pensent aux parfums et aux senteurs, à un monde de charme, d'imagination et de rêve. Qu'est-ce au juste que l'aromathérapie ? Pour simplifier, disons qu'il s'agit de l'utilisation des huiles essentielles de plantes dans un but thérapeutique.

De nombreuses plantes produisent des huiles essentielles qui leur donnent leur parfum et jouent un rôle biochimique important, en particulier pour la préservation de la plante. L'huile essentielle, extraite par distillation, est la "quintessence ", l'âme de la plante. Elle en condense les propriétés et nous offre son parfum en cadeau comme une bénédiction de la nature.

Les bienfaits des huiles essentielles sont nombreux et variés : elles peuvent lutter contre les maladies infectieuses les plus graves, soulager les petits maux de la vie quotidienne, être utilisées pour les soins du corps et des cheveux. Elles entrent dans la composition d'un grand nombre de spécialités pharmaceutiques. On les retrouve dans les cosmétiques ainsi que pour parfumer les plats cuisinés ou les boissons. Leur champ d'activité est très vaste, de la médecine à la parfumerie.

La recherche sur les huiles essentielles a beaucoup progressé ces vingt dernières années. Je remercie les chercheurs en ce domaine, les producteurs de plantes et les laboratoires de leurs efforts pour nous proposer des huiles essentielles d'excellente qualité. Mais encore faut-il savoir les utiliser. C'est une gageure d'essayer d'écrire un livre qui met les huiles essentielles au service d'un large public et qui satisfasse, en même temps, les exigences des professionnels de la santé.

L'usage interne c'est dire l'absorption des huiles essentielles est délicat. Il doit être manié avec précaution. J'ai voulu indiqué clairement le mode d'emploi des huiles essentielles, les doses à employer ainsi que les éventuelles contre-indications. Cet usage demande la connaissance des variétés de plantes employées. L'index thérapeutique ainsi que la description précise de l'action curative de chaque plante vous permettra de vous en servir pour améliorer votre santé.

Vous trouverez également dans ce livre quantité d'autres manières d'employer les huiles essentielles sans risque dans votre vie quotidienne. Vous pourrez ainsi profiter de leurs multiples bienfaits en friction, massage, inhalation, diffusion dans la maison ou pour les soins du corps les plus courants.

Dirigeant depuis plus de quinze ans une formation à différentes techniques de massage, j'ai expérimenté à maintes reprises l'aide que pouvaient apporter les huiles essentielles tant pour la santé que pour l'équilibre psychique. Dans les temps anciens, elles étaient surtout utilisées pour leur influence psychique et spirituelle. Cette action des huiles essentielles sur les traits de caractère implique d'aborder l'être humain dans une perspective holistique sans dissocier l'esprit du corps.

A l'heure des doutes sur les réelles capacités de la médecine allopathique, quand les systèmes de couverture sociale sont menacés de faillite et que nous détenons en France le triste record mondial de consommation par habitant de tranquillisants et d'anti-dépresseurs, les huiles essentielles nous offrent une alternative pour prendre en charge notre santé et notre bien-être.

J'espère de tout cœur que ce livre y contribuera.

Jean-Louis ABRASSART

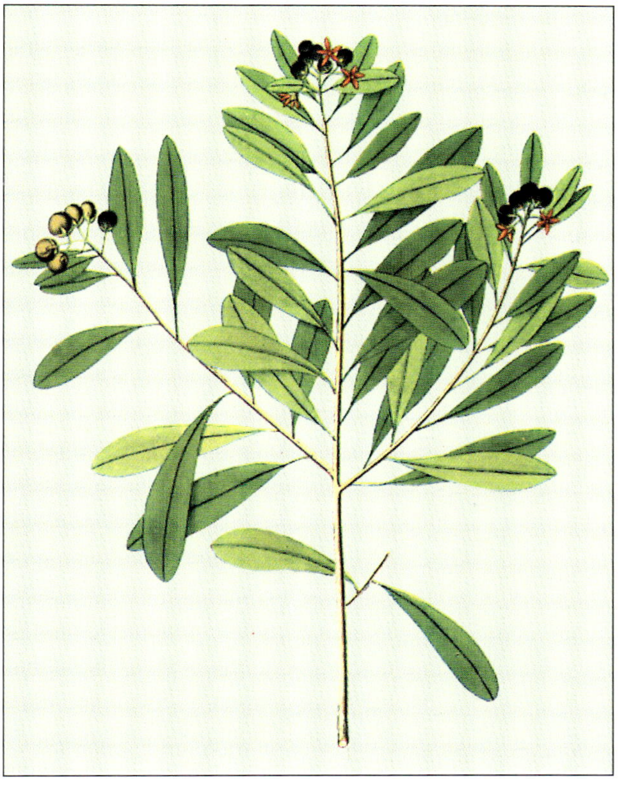

Cannelle et Muscade étaient connues depuis la plus haute antiquité.

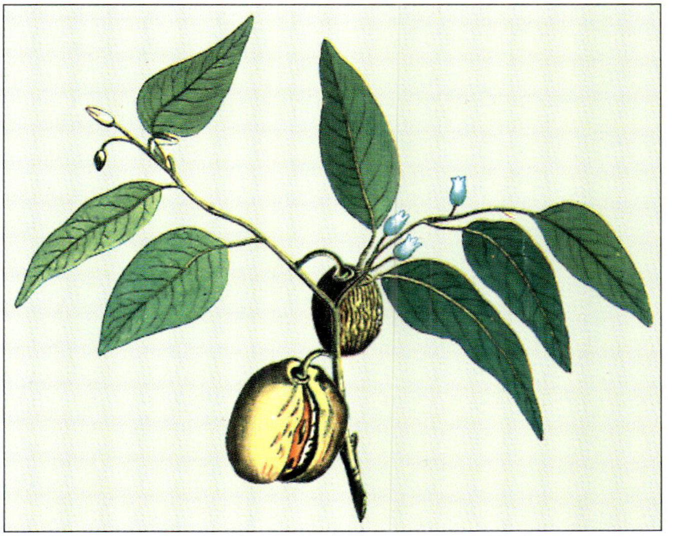

CHAPITRE I

LES ESSENCES ET LES PARFUMS DANS L'HISTOIRE

Depuis les débuts de l'humanité, les fumigations ont été utilisées à l'occasion de rituels ou de cérémonies religieuses en tant que rappel et expression d'une divinité omniprésente. Le parfum était la manifestation du divin sur Terre, un lien entre l'homme et les dieux, l'émanation de la matière et la manifestation de l'esprit.

La médecine aromatique a pris sa source à l'ombre des temples sacrés d'**Égypte**, lieu de naissance, il y a plus de six mille ans, de la médecine, de la parfumerie et de la pharmacie occidentale.

De précieuses substances y étaient transportées depuis tous les horizons du monde connu, par caravanes ou par bateaux : Cèdre du Liban, Roses de Syrie, Nard, Myrrhe, Oliban, Labdanum, Cannelle de Babylone, d'Ethiopie, de Somalie, même de Perse et d'Inde.

Dans les temples les prêtres supervisaient les préparations, lisaient les formules et chantaient des incantations pendant que les étudiants mélangeaient les ingrédients. Les différentes opérations de pulvérisation, de macération, etc., pouvaient durer des mois avant que ne soit obtenu le parfum.

Cependant, l'aspect rituel n'était pas l'unique préoccupation des Égyptiens. Accordant la plus grande importance à la santé et à l'hygiène, ils avaient une excellente connaissance des propriétés des parfums et des substances aromatiques comme de leurs effets sur le corps et la psyché. Aussi de nombreuses préparations étaient-elles aussi bien employées pour leurs qualités olfactives que pour leur pouvoir de guérison.

Le Képhir, ce parfum de renommée universelle, était utilisé comme antiseptique, baume et tranquillisant administré par voie interne.

Par ailleurs les Égyptiens pratiquaient l'art du massage en même temps qu'ils étaient très versés dans la cosmétologie et autres soins de la peau. La renommée de leurs produits s'étendait d'ailleurs dans tous les mondes civilisés et les marchands phéniciens exportaient de riches onguents, des huiles parfumées, des crèmes et des vins aromatiques dans toute la Méditerranée ainsi que dans la péninsule arabique. Ce commerce prospère contribua largement à la richesse et à la gloire de l'Égypte.

Cependant c'est l'**embaumement** qui constituait la principale utilisation des huiles essentielles. Les corps se trouvaient vidés de leurs organes auxquels on substituait des parfums, des résines et autres préparations aromatiques. Et le pouvoir des huiles essentielles est tel que les tissus se sont conservés durant des milliers d'années.

Au dix-septième siècle, les momies égyptiennes furent vendues en Europe où les médecins les distillèrent et les employèrent comme ingrédients dans la préparation de nombreux médicaments[1]. L'usage des aromates s'étendit de l'Égypte à Israël, la Grèce, à Rome et au monde méditerranéen.

Mais l'**Inde** est certainement le seul pays au monde où la tradition ne s'est jamais perdue. Et avec plus de dix mille ans de pratique continue, la médecine ayurvédique est la plus ancienne forme de pratique médicale connue de l'homme. Les Veda, livres les plus sacrés de l'Inde qui comptent parmi les plus anciens connus, mentionnent plus de sept cents épices différentes telles que la Cannelle, le Nard, le Coriandre, le Gingembre, la Myrrhe et le Santal. Ils codifient l'utilisation des parfums et des aromates à des fins liturgiques et thérapeutiques.

En **Europe**, la chute de l'Empire romain marqua le début d'une longue période de déclin des connaissances traditionnelles, et le christianisme ne fit rien pour l'enrayer. Paradoxalement, un nouvel essor suivit l'expansion de l'islam. Ce fut une période d'activité intellectuelle et culturelle intense. Les arts et la civi-

---

1 Voir par exemple, à ce sujet, le célèbre *Roman de la momie*, de Théophile Gauthier.

LES SEPT ENCENS ROYAUX

Depuis la plus haute antiquité, les encens fabriqués à partir de plantes jouent un rôle important dans les cérémonies religieuses et officielles. Les Égyptiens, à l'époque des pharaons s'en servaient abondamment et transmirent leur tradition aux juifs après le fameux exode de Moïse vers la Palestine. Ainsi peut-on lire dans la Bible : "Elohim, dit Moïse, trouve des parfums nobles, 500 sicles de Myrrhe pure, 250 sicles de Cannelle, et autant de Calamus, 500 sicles de Casse et un setier d'huile d'olive. Tu en feras un saint chrême, un mélange odorant comme le ferait un parfumeur".

Selon René A. STRAUSSMAN dans "Le livre des parfums", différentes plantes étaient particulièrement recherchées à l'époque : l'Oliban qui prit le nom d'Encens, la Myrrhe, la Rose, l'Hysope, le Santal, la Cannelle, l'Ambre, le Mastic, le Nard et le Galbanum. L'Encens et la Myrrhe faisaient partie, avec l'or, des cadeaux que les rois mages offrirent pour la naissance de Jésus. Le Mastic, résine originaire de l'île grecque de Chios, le Nard, racine séchée du nord de l'Inde, le Galbanum, résine d'Afghanistan et d'Iran, ne sont pratiquement plus connus, si ce n'est pour la composition de parfums à la senteur orientale. Leur coût les réservait aux personnages les plus riches et souvent leur usage fut interdit en dehors des temples et des palais.

Suivant les époques, sept de ces différentes substances furent utilisées pour ***la fabrication des 7 huiles royales*** *destinées à consacrer les rois juifs. Chacune était en relation avec un jour de la semaine, une couleur, un animal ou encore un archange. Leur propriété commune est d'altérer la perception habituelle du monde et de créer des états de conscience modifiés par leur pouvoir hypnotique. Elles étaient sensées purifier le corps et élever l'âme jusqu'au divin, en exaltant les états mystiques.*

A de rares exceptions près, les encens disponibles actuellement dans le commerce ne sont que de pâles imitations, souvent parfumées avec des huiles essentielles de basse qualité ou même avec des produits synthétiques dont l'effet spirituel est certainement pour le moins discutable !

lisation arabes atteignirent un degré de raffinement jusqu'alors jamais égalé. Les « philosophes » se consacraient au vieil art hermétique de l'alchimie et rétablirent l'utilisation des aromates en médecine et en parfumerie. Le grand médecin et philosophe Avicenne inventa la cornue réfrigérante, une découverte révolutionnaire qui permit la distillation.

L'**alchimie** en tant que telle fut probablement introduite en Europe par les croisés au retour de la Terre Sainte. A l'origine elle était essentiellement une quête spirituelle, et la distillation le symbole de la purification et de la concentration des forces spirituelles. Selon les alchimistes, tout ce qui existe, un grain de sable, une pierre, une plante, un être humain, est composé d'un corps physique, d'une âme et d'un esprit. Conformément à ce principe, l'art de l'alchimie consistait à dissoudre le corps physique et à concentrer l'âme et l'esprit, qui contiennent toute la puissance curative, afin d'en extraire la quintessence.

Les matériaux étaient distillés plusieurs fois afin de les débarrasser de toutes leurs impuretés. Le résultat final donnait des essences extrêmement puissantes. Ces quintessences fournissaient la base de la plupart des remèdes et, grâce à leur pouvoir antibiotique, les huiles essentielles demeurèrent des siècles durant la seule médecine en périodes d'épidémies.

Pendant la **Renaissance**, l'utilisation des huiles essentielles s'étendit aux domaines de la parfumerie et des cosmétiques. Grâce aux progrès accomplis dans l'art de la chimie et de la distillation, certains produits connurent un essor considérable en médecine et pour les soins de la peau : les élixirs, baumes, eaux parfumées, huiles et onguents. Nicolas Lemery, médecin personnel du roi Louis XIV, décrit un nombre important de ces préparations dans son *Dictionnaire des drogues simples*. Certaines d'entre elles ont subsisté jusqu'à nos jours et continuent d'être commercialisées, parmi lesquelles les eaux de Mélisse, d'Arquebuse et de Cologne.

Au début du siècle, l'avènement des sciences modernes marqua un nouveau déclin de toutes les formes de thérapeutique par les plantes. Les scientifiques avaient alors une vision simpliste et quelque peu naïve du monde. Lorsqu'ils découvrirent les premiers alcaloïdes, ils crurent préférable de synthétiser les principes actifs des plantes en laboratoire. Il en alla de même avec la pénicilline (présente dans la moisissure du pain), l'aspirine (naturellement présente dans le Bouleau, la Gaulthérie et la Reine des prés), les antibiotiques et tant d'autres substances médicamenteuses.

La pratique médicale et pharmacologique révéla progressivement **les inconvénients liés à l'usage de certaines familles de médicaments**. Cela sans nier pour autant leur utilité thérapeutique évidente, tout particulièrement dans les maladies graves ou aiguës. Par exemple, les germes microbiens s'adaptent plus rapidement aux antibiotiques que le corps humain, ce qui, à long terme, les rend inefficaces et dangereux pour l'organisme. Les corticoïdes ont de redoutables effets secondaires, tandis que les narcotiques, les amphétamines et les antidépresseurs engendrent de graves problèmes de dépendance.

Dans le même temps, avec l'aide des nouveaux instruments scientifiques, une poignée de précurseurs avait commencé un travail de recherche sur l'ancien savoir si cavalièrement abandonné. C'est ainsi que R. M. Gattefossé fonda l'aromathérapie, suivi par le Dr M. Fesneau, le Pr Caujolles et le Dr Pellecuer, pour n'en citer que quelques-uns.

Mais l'**expansion de l'aromathérapie** ne débuta réellement qu'en 1964, avec la publication du livre du Dr Jean Valnet : *Aromathérapie*. Aujourd'hui, en France, l'aromathérapie est un mouvement très actif représenté par le Pr Pradal, le Dr Girault et le Dr Belaiche dans le domaine médical, le Dr Lamblin, le Pr Lautier, P. Passebeck et P. Franchomme dans le domaine de la naturopathie. Désormais les huiles essentielles sont en vente dans les magasins diététiques et la plupart des pharmacies. Et certaines sont remboursées par la Sécurité sociale, quand elles sont prescrites par un médecin.

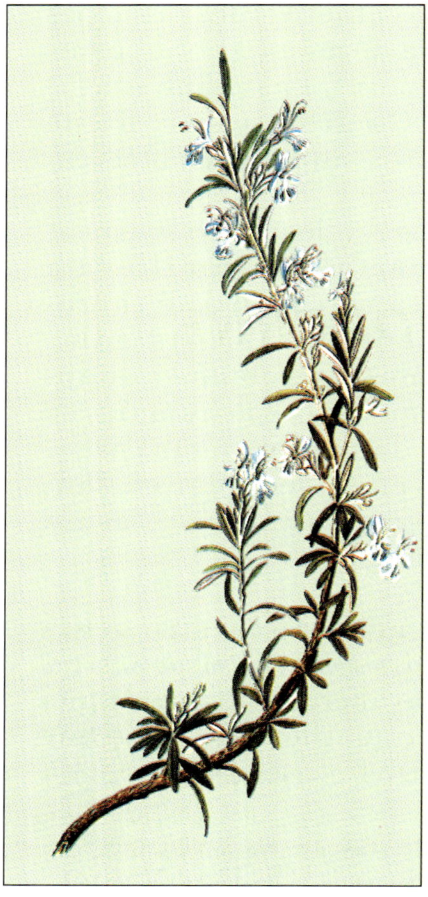

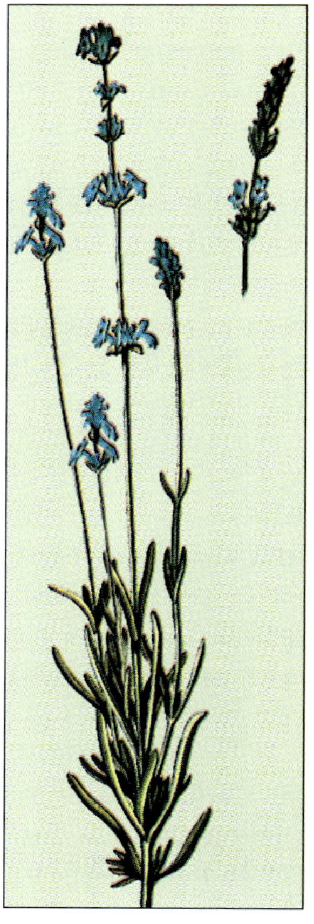

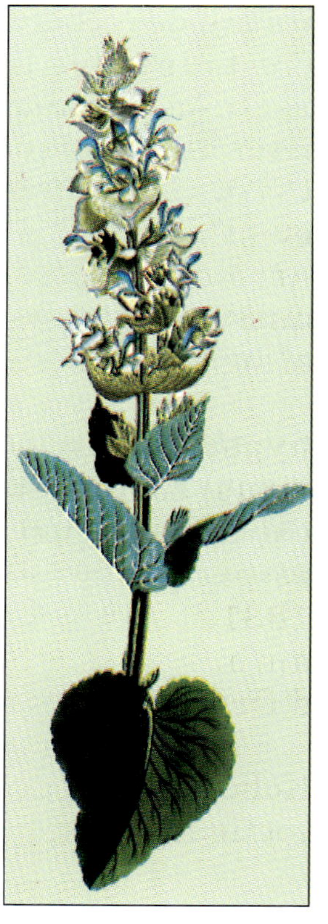

Romarin, Lavande et Sauge Sclarée, trois plantes aromatiques bien connues qui peuplent nos jardins.

CHAPITRE II

L'AROMATHÉRAPIE MODERNE

LA RECHERCHE SCIENTIFIQUE ET MÉDICALE

L'aromathérapie moderne naquit au début du siècle, grâce aux travaux du chimiste français R. M. Gateffossé. Depuis, l'intérêt pour le pouvoir curatif des huiles essentielles n'a fait que croître en France, en Suisse, en Allemagne et en Italie et plus récemment aux États Unis. De nombreuses recherches ont été menées par des scientifiques dans leur laboratoire et par des thérapeutes dans leur pratique quotidienne. Mais, ces recherches, quelque peu limitées par l'idéologie scientifique dominante, ne concernèrent presque exclusivement que le pouvoir antiseptique et antibiotique des huiles essentielles, ainsi que leurs propriétés allopathiques.

Après les travaux de Pasteur, la médecine officielle adopta comme hypothèse de base la théorie des agents extérieurs (microbes, virus) comme étant la cause des maladies. Dans ce contexte, il est donc naturel que les premières recherches sur les huiles essentielles aient concerné leurs propriétés antiseptiques. En 1881, Koch étudia l'action de la Térébenthine sur le bacille anthracis et, en 1887, Chamberland celle des huiles essentielles d'Origan, de Cannelle et de Clous de girofle.

D'autres études conduites par Ridéal, Walker, Kellner et Kober proposent différentes méthodes de mesure du pouvoir antiseptique des huiles essentielles par contact direct ou par vaporisation.

Avec l'**aromatogramme**, le Dr Maurice Girault, gynécologue et obstétricien français, fournit un précieux outil de diagnostic et de prescription. Durant les vingt dernières années, le Dr Girault* a étudié les effets sur la sphère gynécologique des huiles essentielles et des teintures, en association avec d'autres thérapies naturelles telles que l'homéopathie, les oligo-éléments, etc.

L'aromatogramme consiste, au moyen de différentes huiles essentielles, à effectuer des analyses sur un prélèvement de sécrétions, et à déterminer quelles sont les huiles les plus efficaces pour traiter les germes en présence. Cette méthode a été étendue à toutes les maladies infectieuses, car elle offre l'avantage de permettre des tests sur des germes réels provenant des patients et non sur des germes théoriques en provenance des laboratoires.

Malgré leurs imperfections et leurs limites, les différentes méthodes d'analyse du pouvoir germicide des huiles essentielles ont permis la reconnaissance scientifique de l'aromathérapie. Elles nous aident également à mieux comprendre l'action des essences sur les germes. Les huiles essentielles inhibent certaines fonctions métaboliques des germes, telles que leur développement et leur multiplication, pour finir par les détruire si cette inhibition se poursuit.

S'ils s'entendent tous sur leur pouvoir antiseptique, les auteurs diffèrent dans leur classification quant au pouvoir antigénique des huiles essentielles. En fait les huiles essentielles sont des produits vivants, et leur composition chimique dépend de tant de facteurs qu'il est impossible d'obtenir deux fois de suite exactement la même essence. Dès lors chaque analyse donnera des résultats différents

Selon Jacques Valnet, **il n'existerait pas de phénomène d'accoutumance des germes microbiens envers les huiles essentielles.** De récentes recherches sur le sujet affirmeraient le contraire, bien qu'à un degré moindre qu'avec des antibiotiques de synthèse. Ce qui est logique puisque les huiles essentielles ont une structure plus complexe et qu'elles sont produites par les mécanismes de défense des plantes. Mais **le réel**

Les résultats de ces recherches ont été publiés en 1979 dans son *Traité de Phytothérapie et d'Aromathérapie* Éditions Maloine.

ESSENCES DE PLANTES ET HUILES ESSENTIELLES

Certains végétaux, que l'on appelle aromatiques, sécrètent des essences, substances volatiles et odorantes élaborées par la plante grâce à l'énergie solaire par photosynthèse.

La production d'essences se rencontre dans de nombreuses familles de plantes supérieures : les cupressacées (Cyprès, Genévrier), les pinacées (Pin, Sapin), les myrtacées (Eucalyptus, Myrte), les graminées (Verveine, Citronnelle), les ombellifères (Carotte, Coriandre, Fenouil), les labiées (Basilic, Sauge, Lavande, Marjolaine, Menthe, Romarin, Thym). Dans certaines familles, une seule plante produit des essences : c'est le cas de la Cannelle (Lauracées), de la Muscade (Myristacées), du Poivre (Pipéracées),.....

Les structures sécrétrices des essences — cellules, poils ou glandes — peuvent être localisées dans toutes les parties de la plante : fleurs (Lavande, Menthe), feuilles (Citronnelle, Laurier), racines (Vétiver), rhizome (Gingembre), bois (Santal), écorces (Cannelle), fruits (Coriandre, Citron), même si elles se retrouvent plus souvent dans les feuilles où les essences sont alors conservées dans de micro-poches.

Les essences jouent ***un rôle clé dans la biochimie des plantes.*** *Comparables aux hormones, régulatrices et messagères, elles catalysent les réactions biochimiques, font circuler des informations entre les cellules. Leur sécrétion est liée aux réponses de la plante en situation de stress.*

L'odeur marquée des essences et leur facilité de diffusion en font tout naturellement un moyen de communication avec la nature environnante. Elles sont les agents d'adaptation de la plante à son milieu. Protectrices, les essences constituent un moyen de défense contre les bactéries, les champignons mais aussi contre certains insectes et les herbivores qu'elles repoussent. Par contre, elles vont attirer d'autres insectes qui transportent le pollen afin de favoriser leur fécondation.

A strictement parler, ***l'essence est la sécrétion de la plante alors que l'huile essentielle est le produit de la distillation d'une plante aromatique à*** *la vapeur d'eau ou par expression (voir les procédés d'extraction des huiles essentielles, chapitre III). L'huile essentielle contient la majorité des composants de l'essence mais aussi d'autres molécules organiques de faible poids issues du métabolisme général de la plante et qui ne se retrouvent pas dans l'essence. On retrouve ainsi dans les huiles essentielles des alcools, des acides, des cétones, des phénols, des adhéhydes qui leur donnent leurs propriétés thérapeutiques.*

Par contre, la distillation laisse de côté les composés peu volatiles : saponosides, flavonoïdes, caroténoïdes,....et les vitamines, agents actifs de certaines propriétés de la plante. Elle écarte aussi tous les composés insolubles dans l'eau.

Il ne faut donc pas confondre les vertus médicinales d'une plante avec celle de son huile essentielle.

Lorsque plusieurs organes de la plante peuvent sécréter une essence, la composition et les propriétés de l'huile essentielle obtenue varient : par exemple, dans le cas de l'Oranger Amer, l'huile essentielle de Néroli retirée des fleurs diffère de l'huile essentielle de Petit grain issue des feuilles et de celle d'Orange amère obtenue à partir des zestes. L'huile essentielle de Cannelle (cinnamomum zeylanicum) peut désigner celle des feuilles qui contient des phénols, celle de l'écorce riche en aldéhyde ou bien celle provenant des racines qui doit ses propriétés à une cétone.

intérêt des huiles essentielles en médecine est ailleurs : il réside dans leur action sur le terrain. Si elles peuvent être facilement et avantageusement remplacées par des produits de synthèse quant à leurs propriétés antiseptiques, ces derniers seront toujours gênants dans leur interaction avec l'organisme, même si ces produits sont des reconstitutions chimiques de composants naturellement présents dans les huiles essentielles.

Les huiles essentielles renferment des centaines de composants chimiques, pour la plupart en très petite quantité. Leur pouvoir réside dans la combinaison de leurs éléments. Ceux présents en doses infimes sont aussi importants que ceux présents en plus grande quantité. Aucune reconstitution chimique ne peut totalement reproduire un produit naturel. Il est donc très important de **toujours utiliser des huiles essentielles naturelles et intégrales**.

UNE PERSPECTIVE HOLISTIQUE

Le corps humain est un tout. Les interactions entre le tout, les parties et l'environnement s'ajustent selon le principe d'équilibre appelé « **homéostasie** », tendance qu'ont les organismes vivants à stabiliser leurs diverses constantes physiologiques. Cette homéostasie est assurée par certaines substances telles les hormones, sécrétées par l'hypophyse, la thyroïde, le pancréas et les gonades. Toute agression externe ou interne entraîne un dérèglement compensatoire et un déséquilibre provoquant une réaction de défense. Ainsi l'ingestion de produits chimiques constitue-t-elle souvent une agression. La chimiothérapie consiste ainsi souvent à répondre par une agression à une autre agression, ce qui provoque un déséquilibre extrêmement préjudiciable pour le terrain, en l'occurrence le corps humain.

Nous dépendons des plantes dans tous les domaines : nourriture, énergie, oxygène, et il existe entre l'homme et les plantes une relation de complémentarité. Nous faisons partie d'un même tout : la Vie, aussi les plantes ne sont-elles pas agressives pour le corps hormis les abus.

Hippocrate, père de la médecine occidentale, fonda sa pratique sur deux principes : **le principe des similitudes** (traiter le mal par le mal, le poison par le poison) et **le principe d'opposition** (trouver l'antidote). Ce dernier, relativement simple dans ses applications, constitue la base de la médecine moderne allopathique. Le premier requiert intuition et subtilité. Il inspira la théorie des similitudes formulée au moyen âge par le grand alchimiste et philosophe Paracelse. C'est également le principe de base de l'homéopathie et de la médecine anthroposophique.

Paracelse pouvait prédire les indications thérapeutiques d'une plante en observant sa morphologie et ses différentes caractéristiques (odeur, goût, environnement, sol, lieu de récolte). Rudolph Steiner et les anthroposophes adoptèrent les mêmes méthodes. Leurs découvertes, étonnamment précises, ont été largement confirmées par la recherche scientifique.

Les théories de l'information et de la génétique, qui traitent des questions d'ordre et de chaos, fournissent des justifications supplémentaires à cette approche. Selon ces théories, l'adaptabilité et la mobilité dans le domaine de l'information sont les principales caractéristiques de la vie. Les systèmes vivants (une cellule, un organisme, une colonie d'insectes comme un groupe social) présentent un certain éventail de potentialités qu'ils actualisent au moyen d'un processus de réaction avec l'environnement. C'est ainsi que l'embryon de l'être humain se développe, par différenciation, à partir d'une seule cellule. Mais il semble également que la vie utilise des structures universelles (enzymatiques et chromosomiques par exemple), que les systèmes vivants puissent emprunter des informations à d'autres systèmes vivants et que, dans une certaine mesure, ils puissent également intégrer des informations étrangères.

Si l'on admet que **la clé de la guérison réside en chacun de nous**, il serait salutaire de donner à notre corps des informations justes. Par conséquent des recherches minutieuses sur le rôle spécifique des huiles essentielles dans les plantes aideront à comprendre leurs pouvoirs curatifs, et l'observation de chaque plante nous informera sur les propriétés thérapeutiques de chaque huile essentielle.

La plupart des plantes aromatiques poussent en terrain aride, et **c'est l'ensoleillement qui est responsable de la production d'huile**. Selon les anthroposophes, les huiles essentielles sont la manifestation des forces cosmiques du feu, et elles sont engendrées par l'être cosmique de la plante : en elles la matière se dissout en chaleur. Elles sont particulièrement indiquées pour les maladies dont l'origine est psychosomatique.

LES PLANTES AROMATIQUES ET L'AME

L'aromathérapie agit à différents niveaux.

Les huiles essentielles ont **une action allopathique** dûe à leur composition chimique et à leurs propriétés antiseptiques, stimulantes, calmantes, antinévralgiques, etc.

Elles ont également, au niveau de l'information, **une action plus subtile**, similaire à celle des remèdes homéopathiques et anthroposophiques.

Enfin elles ont **une action sur l'esprit** : c'est pour cela qu'elles sont traditionnellement utilisées comme ingrédients de base dans la fabrication des parfums.

D'une façon générale, les odeurs agréables procurent une sensation de bien-être et d'élévation. Ainsi, selon Marguerite Maury : « L'effet des parfums sur l'état psychique et mental d'un individu est du plus grand intérêt, le pouvoir de perception devient plus clair et plus précis, et cela donne le sentiment, dans une certaine mesure, de devancer les événements. On peut également dire que les troubles émotionnels qui, en général, obscurcissent notre perception sont pratiquement supprimés. »

De récentes recherches entreprises en Europe et en Russie révèlent que les effets des odeurs sur la psyché seraient plus importants que la science ne le suppose généralement. Le sens de l'odorat agit principalement à un niveau subconscient. Les nerfs olfactifs sont directement connectés à la partie la plus primitive du cerveau : le système limbique qui fait le lien avec nos ancêtres éloignés les sauriens et nos cousins les reptiles.

Le système limbique est la partie du cerveau responsable de l'activité sensorimotrice, des pulsions primitives sexuelles, de la soif et de la faim. La stimulation du bulbe olfactif envoie des signaux électriques à la partie du système limbique qui gère les mécanismes des viscères et du comportement. Ces signaux affectent directement le système digestif et sexuel ainsi que le comportement émotionnel. Les réponses neuro-électriques aux odeurs sont à peu près les mêmes que celles qui correspondent au comportement émotionnel. Sentir, dans le langage courant, signifie aussi bien percevoir quelque chose au moyen de l'odorat qu'éprouver une sensation ou une émotion.

Pour une raison encore inexpliquée, lorsque nous captons une nouvelle odeur, au bout de quelque temps nous finissons par ne plus la percevoir. Cependant les signaux électriques correspondant à cette odeur continuent d'atteindre le cerveau : le contact avec nos centres conscients a été coupé.

Le sens de l'odorat est en rapport étroit avec la mémoire. Les mémoires olfactives sont très précises et presque indélébiles. Le psychiatre, André Virel, utilisait les parfums pour aider ses patients à se souvenir.

En outre, l'odorat est très sensible : nous pouvons distinguer une odeur parmi des millions d'autres. Un nez entraîné peut différencier et reconnaître plusieurs centaines d'odeurs différentes. Et pourtant nous ne disposons pas d'un vocabulaire adéquat pour parler des odeurs. Nous nous contentons de dire que « cela sent la rose, la fraise, etc. » Il est vrai que les terminaisons des nerfs olfactifs sont situées dans la partie du cerveau qui n'utilise pas la même logique que nos centres intellectuels.

Au début du siècle, lorsqu'il ouvrit la boîte de Pandore de l'inconscient, Sigmund Freud affirma que les pulsions sexuelles sont les principaux acteurs de notre théâtre intérieur. Et dans le droit fil de cette théorie, il considéra que la suppression de l'odorat pouvait être l'une des causes principales des maladies mentales (l'allergie à certaines odeurs n'est-elle pas une affection psychosomatique de plus en plus fréquente ?) et que le nez était relié aux organes génitaux.

De fait, si la psychanalyse et ses avatars sont un moyen d'explorer l'inconscient en l'abordant par le mental, le nez et le sens de l'odorat nous permettent d'y accéder par la face inconnue, la face saurienne. Ces subtiles émanations créent un réseau qui nous connecte à l'inconscient des espèces et même au-delà : à la vie elle-même. **Les expériences les plus fortes et les plus profondes sont souvent accompagnées de sensations olfactives.** Toutes les traditions, même les plus puritaines, connaissent le pouvoir des odeurs. Chaque religion savait les utiliser, en association avec des sons et des couleurs, pour susciter l'allégresse parmi les fidèles. A l'occasion de ses plus profondes extases, le mystique faisait l'expérience des parfums célestes, et il « mourrait en odeur de sainteté »...

Les odeurs peuvent faire surgir les plus profondes mais aussi les plus fugitives sensations : le bonheur, l'amour ou le rire. Elles vous saisissent presque par surprise et s'échappent dès que vous voulez les retenir. Vous vous promenez dans une rue, vous arrachez les mauvaises herbes de votre jardin ou vous sirotez un café, et soudain une mystérieuse émanation atteint votre nez... Dans un moment d'enchantement, des vagues de plaisir parcourent votre corps, faisant surgir images après images, sensations après sensations. Mais dans l'instant même où vous cherchez à comprendre ce qui se passe, les sensations s'envolent et éclatent comme des bulles de savon. Et si vous tentez de l'évoquer, vous ne pourrez trouver les mots justes.

Pour Jean-Jacques Rousseau, le sens de l'odorat c'est l'imagination elle-même. Certains auteurs ont même franchi le pas, ayant besoin de sensations olfactives pour stimuler leur créativité : Guy de Maupassant mettait des fraises à tremper dans un bol d'éther et Schiller remplissait de pommes mûres un tiroir de son bureau.

UN JE NE SAIS QUOI, UN PRESQUE RIEN

Depuis l'aube de la civilisation, les parfums ont été abondamment utilisés dans une optique de bien-être, le bien-être étant une des clés de la santé. Le philosophe Vladimir Jankélévitch donnait en Sorbonne des cours de cuisine pour le plus grand plaisir de ses étudiants. Il avait coutume de parler pour caractériser les qualités subtiles d'un certain art de vivre.

Ce « je ne sais quoi » signe d'un art authentique, de l'élégance et de l'humour, différencie un véritable repas d'une certaine quantité de protéines, de calories, de vitamines et de minéraux. Ce « presque rien » décrit parfaitement la contribution des parfums à la qualité de notre vie, elle est imprévisible, ne peut être analysée par aucune méthode scientifique, et cependant nous la ressentons.

Selon Goethe, les plantes les plus évoluées traversent une période de transformation passant de l'état primitif de germe à l'exubérance de la fleur dans un mouvement naturel vers la spiritualité : la fleur éphémère et ouverte représente un instant d'extase, d'exaltation, et le parfum est la manifestation de cette exaltation.

Les parfums ont leur propre langage. Plus juste et plus authentique que tout autre, un parfum peut exprimer les sentiments les plus subtils. Le choix d'un parfum ainsi que sa transformation subtile au contact de la peau révèle un individu. Chaque personne a son odeur propre qui se modifie selon son état mental et physique. C'est ainsi que les chiens peuvent retrouver la trace de leur maître ou d'un criminel.

Une odeur corporelle peut être déterminante dans l'établissement d'une relation amoureuse. C'est également un outil de diagnostic, chaque maladie ayant une odeur spécifique. L'utilisation des arômes ne peut pas changer un individu, mais s'ils sont choisis de façon appropriée ils peuvent aider à créer un terrain favorable. Les parfums stimulent les aspects dynamiques et positifs d'un être par effet de résonance. Durant la Renaissance, les « Grandes Dames » avaient leur parfum secret, composé en associant les senteurs aux signes astrologiques, aux planètes dominantes, à la morphologie, etc.

Même si l'aromathérapie peut soulager certains symptômes, elle cherchera avant tout à guérir la cause des maladies. La principale action thérapeutique des huiles essentielles est de fortifier les organes et les fonctions corporelles en agissant sur les mécanismes de défense de l'organisme. Leur action renforce toute autre thérapie naturelle visant à rétablir la vitalité de l'individu. Maurice Girault recommandait de les utiliser en synergie avec les minéraux, l'homéopathie et la psychothérapie. Il faut y ajouter la nourriture, car les aliments peuvent être les meilleurs des remèdes aussi bien que la cause principale des maladies.

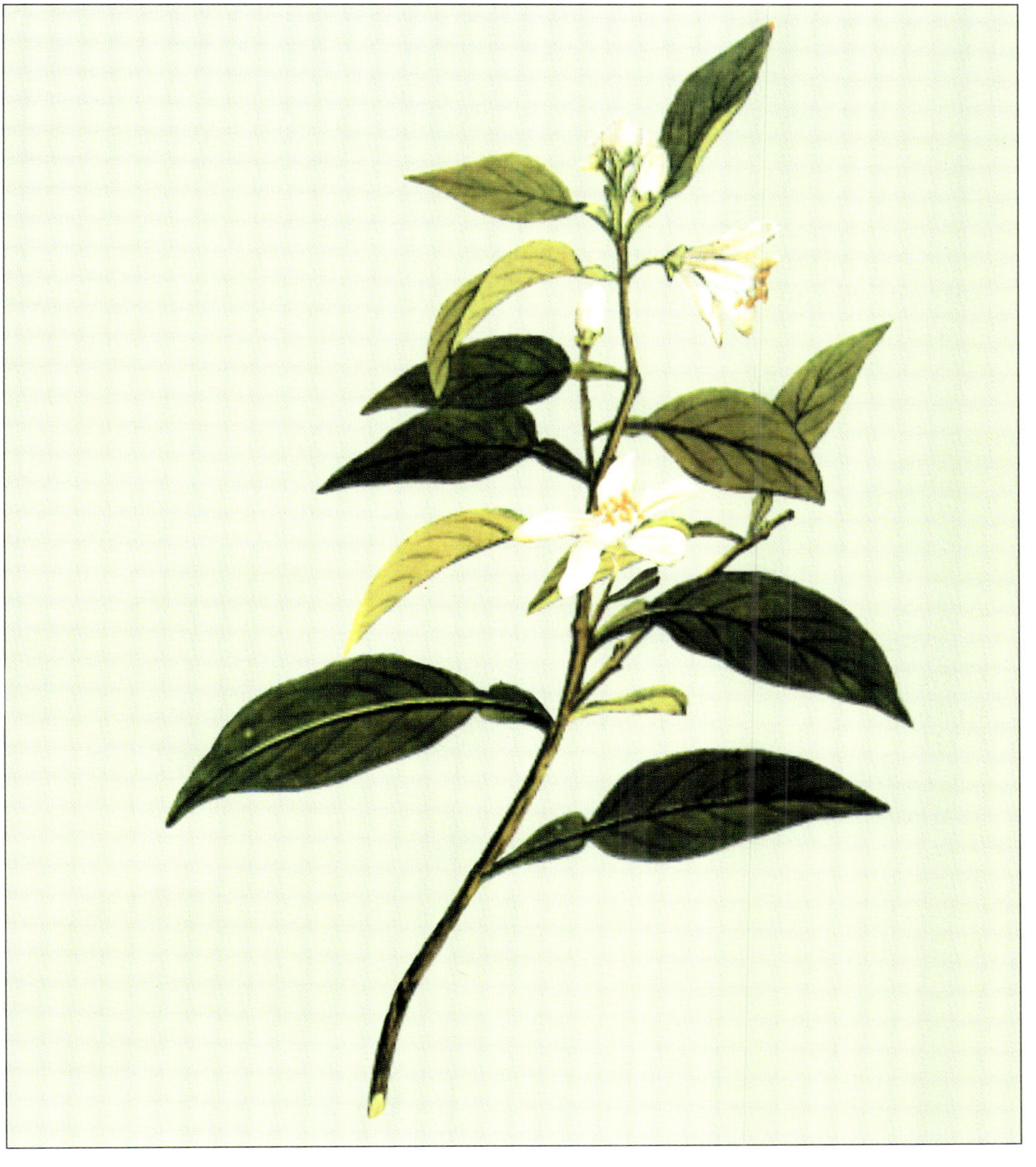

Les huiles essentielles d'agrumes, ici l'Oranger, sont extraites par pression à froid alors que la majorité des autres plantes aromatiques est distillée à la vapeur d'eau.

CHAPITRE III

COMPOSITION ET EXTRACTION DES HUILES ESSENTIELLES

LES HUILES ESSENTIELLES DANS LA PLANTE

Les huiles essentielles sont des substances huileuses, plus ou moins liquides certaines étant même solides à température ambiante. Elle se distinguent des huiles grasses par leur extrême volatilité. Si vous mettez une goutte d'huile essentielle sur du tissu ou du papier, la tache mettra quelques minutes à disparaître. Elles sont généralement incolores[1] et plus légères que l'eau. Elles ne se dissolvent pas dans l'eau et sont peu solubles dans le vinaigre. Elles se dissolvent assez bien dans l'alcool et se mélangent parfaitement bien aux huiles alimentaires, à la graisse et à la cire.

De nombreuses plantes contiennent des huiles essentielles : elles sont particulièrement abondantes dans les labiacées, les myrtacées, les conifères, les rutacées, les lauracées et les ombellifères. Contenues dans des micro-poches constituées des cellules qui les élaborent, les huiles essentielles agissent comme des hormones. Il semble que les huiles essentielles soient les agents responsables de l'adaptation de la plante à son environnement. Ainsi la production d'huile augmente lorsque la plante est en situation de stress.

---

1 Sauf celles de la cannelle (rougeâtre), de la camomille (bleutée) et du bouleau (noire).

COMPOSITION CHIMIQUE DES HUILES ESSENTIELLES

La composition chimique des huiles essentielles est déterminée par deux procédés dits de ***chromatographie*** *:*

- la chromatographie sur couches minces consiste à faire diffuser une huile essentielle sur un gel de silice à l'aide d'un solvant volatil. On obtient ainsi un spectre qui permet de reconnaître les composants et la nature de l'huile essentielle.

- la chromatographie en phase gazeuse est la plus utilisée car elle à autorise une analyse qualitative et quantitative de plus d'une centaine de molécules chimiques constituant l'huile essentielle. Cette méthode permet à la fois de préciser les vertus thérapeutiques de l'huile essentielle, d'en reconnaître l'origine, la spécificité et la pureté et ainsi de détecter les coupages, reconstitutions et fraudes dans le cas des huiles essentielles onéreuses et difficiles à obtenir par des procédés naturels.

Le dosage des principaux composants d'une huile essentielle lui donne ses propriétés spécifiques ainsi que des indications sur les contre-indications de son usage. Prenons quelques exemples :

- la présence de ***monoterpènes*** *dans une huile essentielle en fait un antiseptique atmosphérique et antalgique.*

- Les ***sesquiterpènes*** *sont hypotenseurs, calmants, anti-inflammatoires.*

- Les ***sesquiterpènols*** *sont toniques mais sans action anti-infectieuse, ni toxicité. Ils agissent pour rééquilibrer le terrain*

- les ***phénols,*** *anti-infectieux et stimulants du système immunitaire sont irritants pour les muqueuses et toxiques à haute dose pour le foie.*

- les ***cétones*** *au faible pouvoir antiseptique favorisent la cicatrisation et liquéfient les mucosités. Ils sont stupéfiants et dangereux à haute dose.*

- les ***adhéhydes,*** *anti-inflammatoires calment le système nerveux*

- les ***acides*** *sont particulièrement anti-inflammatoires*

- les ***esters****, décongestionnants et sédatifs, sont très bien supportés par la peau.*

- les ***oxydes*** *dont certains sont très toxiques sont principalement expectorants.*

- les ***coumarines*** *anti-excitants peuvent poser des problèmes en cas d'exposition au soleil.*

- les ***diterpénols*** *agiraient sur le système hormonal.*

Les huiles essentielles ne contiennent ni vitamines, ni sels minéraux*. Elles peuvent par contre avoir un effet indirect sur leur absorption et leur assimilation.*

LAURUS NOBILIS
(Laurier noble)

famille : lauracées
organe distillé : feuilles

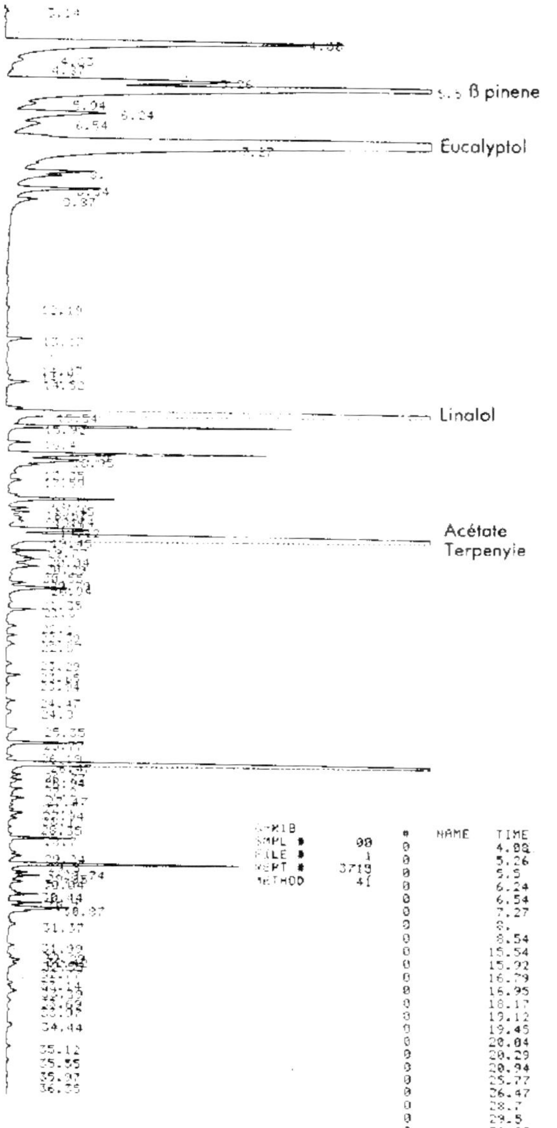

SMPL #	00
FILE #	1
REPT #	3719
METHOD	41

#	NAME	TIME	CONC	MK	AREA
0		4.88	6.082		9356
0		5.26	3.0402	V	4676
0		5.5	11.2738	V	17343
0		6.24	1.5798	V	2430
0		6.54	0.6442	V	991
0		7.27	37.5364	V	57744
0		8.	0.9288	T	1428
0		8.54	0.7887	T	1213
0		15.54	10.7661		16562
0		15.92	1.486	V	2286
0		16.79	1.7967	V	2764
0		16.95	1.1301	V	1738
0		18.17	0.8982	V	1381
0		19.12	0.9466	V	1456
0		19.45	11.3205	V	17415
0		20.04	0.505	V	776
0		20.29	0.3791	V	583
0		20.94	0.5642	V	868
0		25.77	0.4423	V	680
0		26.47	5.7374	V	8826
0		28.7	0.4127		634
0		29.5	1.1695	V	1799
0		30.87	0.5706	V	877
	TOTAL		100.		153836

Chromatographie en phase gazeuse

Dans les climats extrêmes, le désert par exemple, certaines plantes utilisent leur huile essentielle comme protection contre les rayons du soleil. Les buissons de Myrrhe et d'Oliban sont entourés d'un très fin nuage d'huile essentielle qui filtre les rayons du soleil et rafraîchit l'air qui les entoure. Dans le désert du Sinaï, le Dictamus fraxinnella est doté de tant de glandes résineuses que la vapeur de résine qui s'en dégage entoure l'arbuste en permanence et s'embrase au contact d'une flamme. Selon Roy Genders, le buisson ardent aperçu par Moïse sur le mont Sinaï serait dû à ce genre de phénomène.

Les huiles essentielles protègent la plante des maladies et des parasites. Elles attirent les insectes nécessaires au processus de fécondation. Les orchidées par exemple, la plus fascinante des familles de plantes, ont ainsi développé un extraordinaire processus de fertilisation : elles attirent à elles un insecte bien précis dont la morphologie permet de transporter leur précieux pollen jusqu'à leur partenaire. Parfois même les huiles essentielles jouent un rôle de désherbant naturel, protégeant les racines de la plante et empêchant certains autres végétaux de se développer. Les agriculteurs biodynamiques savent en tirer parti pour leurs cultures.

La composition chimique des huiles essentielles est relativement complexe. Elle varie au cours de la journée, selon les saisons, les années et la partie de la plante distillée (racine, bois, écorce, feuilles, fleurs, graines ou tiges), en fonction de la variété, du sol, du climat, etc.

Le pourcentage d'huile essentielle obtenu à partir de la plante varie de 0,005 % à 10 %. Ainsi, pour obtenir 450 g d'huile essentielle il faut : 22,5 kg d'eucalyptus ou de lavandin, 67,5 kg de lavande, 225 kg de sauge, de thym ou de romarin et de 900 à 1350 kg de rose !

MÉTHODES TRADITIONNELLES D'EXTRACTION

L'extraction par les corps gras est probablement la plus ancienne méthode d'obtention des huiles essentielles. Elle consiste à tremper la plante dans une huile végétale puis à l'exposer au soleil pendant une à deux semaines. Les bergers et les fermiers de Provence préparent ainsi de l'huile de Millepertuis en faisant tremper des fleurs de Millepertuis dans de l'huile d'Olive. Cette huile recèle d'extraordinaires propriétés thérapeutiques et s'avère très efficace contre les brûlures.

Une autre méthode d'extraction consiste à disposer une couche de fleurs fraîches sur un linge trempé dans de l'huile (ou encore sur une fine tranche de lard), les fleurs étant remplacées chaque jour jusqu'à obtention de la concentration désirée.

Bien que ces méthodes ne permettent pas d'isoler les huiles essentielles, les produits ainsi obtenus conviennent parfaitement pour la préparation de crèmes, d'onguents, de liniments, d'huiles de massage ou pour le bain, etc.

Certaines huiles peuvent être extraites par pression à froid du zeste sous un courant d'eau continu. L'huile essentielle est ensuite séparée de l'eau par centrifugation ou décantation. C'est le procédé utilisé pour les agrumes.

La distillation est le procédé le plus courant d'extraction des huiles essentielles. Les historiens ne s'entendent pas quant à son origine. La plupart d'entre eux l'attribuent à Avicenne, philosophe arabe renommé. Cependant Zozime, chimiste égyptien du troisième siècle de notre ère, mentionne de nombreux dessins d'alambics qui décorent aujourd'hui encore les murs d'un des temples de Memphis. Il est très probable que les Égyptiens aient eu connaissance de certains procédés de distillation primitifs.

Un siècle après Jésus-Christ, Dioscoride s'interrogeait sur l'origine de la distillation. Il mentionne que, d'après la tradition orale, un physicien aurait fait cuire une poire entre deux assiettes et que, en soulevant l'assiette, il aurait remarqué que la vapeur sentait et avait le goût de la poire. C'est ce qui lui aurait donné l'idée de fabriquer plusieurs sortes d'instruments afin d'extraire l'essence des plantes médicinales.

VARIATION DE QUALITE D'UNE HUILE ESSENTIELLE

La qualité d'une huile essentielle dépend de plusieurs facteurs :

1) ***L'espèce et l'origine botanique***

Il existe par exemple plusieurs espèces de Lavande (vera, spica, stoechas,...) et même dans chacune de ces espèces plusieurs variétés cultivées ou sauvages, source d'huiles essentielles au pouvoir thérapeutique plus ou moins marqué. Dans les centaines d'espèces d'Eucalyptus, certaines ne sont même pas aromatiques. Aussi l'appellation "huile essentielle d'Eucalyptus" est-elle imprécise. Les huiles essentielles de Thym, sans parler des variétés (voir plus loin) peuvent provenir du thymus vulgaris, du thymus serpillum, du thymus zygis, etc.

L'origine botanique de l'huile essentielle est souvent omise ou fausse. On peut trouver par exemple sous la dénomination d'huile essentielle de Marjolaine plusieurs extraits différents provenant soit de la vraie Marjolaine coquilles (origanum marjonara l.) soit de la Marjolaine sauvage (thymus mastichina l. ou origanum vulgare). Une erreur classique se retrouve aussi avec l'huile essentielle de Cèdre (cedrus atlantica l.) qui ne pousse que dans les massifs montagneux du Maroc. Or, l'origine géographique mentionnée généralement est USA où l'on ne trouve que le juniperus virginia qui produit une huile essentielle semblable et meilleur marché.

2) ***Le chimiotype***

Suivant la nature des sols et des climats locaux, une même espèce botanique se subdivise en variétés de composition biochimique différente (chimiotype) qui donneront des huiles essentielles aux propriétés variables. On connaît ainsi, pour le thymus vulgaris l. 7 chimiotypes qui vont des thyms classiques phénols aux thyms plus rares riches en monoterpénols.

Dans le cas du rosmarinus officinalis (Romarin), il existe plusieurs variétés : celle de Provence et du Languedoc donne une huile essentielle riche en camphre toxique pour le foie alors que celle de Corse et d'Espagne contient un ester et une cétone qui régularisent les fonctions hépato-biliaires (Philippe Mailhebiau).

3) ***Le cycle végétatif***

Les constituants et le rendement d'une huile essentielle peuvent varier suivant le moment où celle-ci est récoltée. En début de floraison, les Menthes ne fournissent pas une huile essentielle riche en menthol comme à la fin de leur maturation. L'huile essentielle de Sarriette des montagnes (satureja montana) n'est riche en phénol qui conditionne son effet thérapeutique qu'à la fin de l'été.

4) ***Les facteurs d'environnement***

Par exemple une plante aromatique de culture trop irriguée ou encore une plante sauvage récoltée en période pluvieuse ne produira que peu d'huile essentielle et de moindre qualité.

DISTILLATION A LA VAPEUR D'EAU

Un **alambic** est constitué d'une cuve dans laquelle sont déposées les plantes. De la vapeur d'eau est propulsée au travers des plantes par le fond de la cuve et permet l'évaporation des huiles. La cuve est coiffée d'un couvercle spécial — dit « col de cygne » — qui récolte la vapeur et l'achemine jusqu'à la cornue, généralement refroidie à l'eau courante, où les huiles se trouvent ainsi condensées. Ensuite, le mélange d'eau condensée et d'huile se sépare naturellement par décantation dans le « **vase florentin** ». De nombreuses fermes du sud-est de la France étaient équipées de ce matériel jusqu'au milieu du vingtième siècle. Relativement petites (la cuve principale contenait moins de quatre cent cinquante litres), ces distilleries étaient utilisées l'été pour l'extraction de l'huile essentielle de Lavande et l'hiver pour la fabrication du cognac.

Aujourd'hui plus personne ne ramasse la Lavande sauvage, mais il subsiste de nombreuses distilleries en Provence. Les cuves sont beaucoup plus grandes, et certaines distilleries en possèdent une demi-douzaine contenant chacune jusqu'à six mille sept cent cinquante litres. On y distille principalement le Lavandin, une espèce hybride de Lavande qui donne une meilleure récolte mais une huile essentielle de moins bonne qualité. On y distille également de la véritable Lavande, de l'Hysope, de la Sauge, et occasionnellement de l'Estragon et du Cyprès.

EXTRACTION PAR SOLVANTS

Cette technique relativement moderne est utilisée pour obtenir un meilleur rendement ou pour extraire des huiles essentielles qu'on ne peut extraire autrement. Elle consiste à immerger les plantes dans un solvant (acétone ou autre sous-produit du pétrole), la séparation est chimique et complétée par une distillation à température spéciale qui permet de condenser l'huile mais pas les solvants. **Cependant, les huiles en contenant toujours quelques traces, elles ne peuvent servir en aromathérapie.**

Ce moyen d'extraction est surtout employé pour les essences destinées à la parfumerie. Afin d'obtenir les « **concrètes** », on immerge les plantes dans de l'hexane. Le mélange est ensuite concentré par double distillation et le produit final se présente sous forme de crème, cela étant dû à la présence de résidus de solvants et de cires .

Quant aux « **absolues** », elles sont obtenues par dilution des «concrètes» dans l'alcool, puis par double filtration et double concentration, ce qui élimine la plupart des solvants et des cires.

Cette méthode est particulièrement utilisée pour les Roses, le Néroli et les tubéreuses. C'est même le seul moyen d'extraire les huiles de Jasmin, de Chèvrefeuille et d'Œillet.

Les concrètes et les absolues, bien que très courantes en parfumerie et en cosmétologie, ne doivent pas être utilisées en aromathérapie.

RECHERCHE DE QUALITÉ

La plupart des huiles essentielles proposées sur le marché sont encore qualité très variable, et ce pour plusieurs raisons principales.

La composition de l'huile essentielle d'une plante peut varier dans une large mesure, ce en fonction de la variété, du sol et du climat, des méthodes de culture et de distillation.

Par exemple, l'huile essentielle de thym peut avoir pour principale composante de 1 00 % de thymol à 90 % de carvacol, certaines variétés contenant du citral ou du géraniol. Dans certaines essences on trouve également du cinéol, du bornéol, du nérolidol, etc. En outre il est possible de **reconstituer** une huile essentielle : pour cela on utilise des huiles ou certains de leurs composants de plus basse qualité. Ainsi la Rose est-elle souvent falsifiée avec du Géranium, du Lemongrass, de l'alcool terpénique, de la stéarine, etc.

Les substances chimiques présentes dans les huiles essentielles sont en perpétuelle interaction, et tout dépend de la façon dont elles ont été mises en présence les unes avec les autres. **Les reconstitutions chimiques ou naturelles d'une huile essentielle ne peuvent jamais remplacer une huile essentielle pure.** En aromathérapie comme en cosmétologie, il est important d'utiliser des huiles essentielles de très bonne qualité.

FALSIFICATIONS ET HUILES ESSENTIELLES INTERDITES

Les huiles essentielles dites reconstituées *ne sont pas le produit direct de la distillation de la plante mais la reconstitution approximative de celle-ci par un mélange d'autres huiles essentielles qui tente de reproduire son spectre chromatographique. On ne peut affirmer que ces huiles reconstituées ont les mêmes propriétés que les huiles distillées. Les huiles de Mélisse et Cajeput sont souvent reconstituées et dans une moindre mesure celle de Niaouli.*

*Certaines huiles essentielles portent la mention "**déterpénées**" ou "**rectifiées**". Cela indique qu'elles sont obtenues par une distillation fractionnée qui permet de soustraire certains composants comme les terpènes dont l'action présente des inconvénients.*

Les terpènes d'huile essentielle de Bergamote furent responsables de la coloration de la peau provoquée par certains produits solaires qui en contenaient des doses excessives et qui , pourtant, avaient été approuvés par le ministère de la santé !

Une huile rectifiée perd une partie de ces propriétés qui tiennent aussi à l'association naturelle de ses différents composants dans la plante d'origine. L'industrie pharmaceutique rectifie ainsi l'huile d'Eucalyptus pour la concentrer en son principe actif unique, l'eucalyptol.

De plus en plus, les laboratoires commercialisant les huiles essentielles proposent des huiles de qualité parfaitement identifiées alors que dans le passé on trouvait par exemple de l'huile essentielle de Verveine Officinale, verbena officinalis qui n'est pas une plante aromatique. Cette mention figure encore dans des livres récents! Il s'agissait en réalité souvent de Lemongrass, huile essentielle de coût réduit.

L'huile d'écorce de Cannelle de Ceylan, onéreuse, était souvent coupée avec celle moins chère de feuilles ou remplacée par celle de Chine. L'huile de Cyprès pouvait être falsifiée avec de l'huile essentielle de Thérébentine.

Le Géranium de Chine ou d'Égypte remplace le Géranium Bourbon de qualité supérieure. L'Amyris Balsamifera est distillé à la place du Santalum Album pour produire l'huile essentielle de Santal, rare et très coûteuse.

La mention "Huile essentielle de Camphre" peut désigner du Camphre de Bornéo ou du Camphre du Japon aux propriétés très différentes.

Certaines huiles essentielles sont interdites à la vente *à cause de leur usage possible pour des boissons alcoolisées : Absinthe, Fenouil, Anis, Badiane. D'autres sont interdites à la vente en dehors de la pharmacie : l'Hysope, anti-asthmatique, remarquable expectorant mais qui peut provoquer des comas à hautes doses, le Cèdre, très efficace pour les problèmes de peau, le Thuya, la Sauge Sclarée parce qu'ils contiennent des terpènes lourds.*

Il est vrai que la consommation à hautes doses d'huile essentielle est très dangereuse mais certains médicaments tout aussi dangereux ne sont-ils pas en vente libre ? Affaire de gros sous. Une information sérieuse et large en dehors de tous préjugés permettrait une utilisation à bon escient des huiles essentielles.

Les huiles extraites par pression à froid sont évidemment celles qui gardent le plus de principes actifs de la plante, mais peu d'huiles peuvent être extraites par cette méthode.

La distillation à la vapeur est la méthode qui donne les meilleures qualités d'huile.

Les huiles extraites par solvants ne doivent pas être utilisées par voie interne.

Enfin, les huiles extraites de plantes sauvages ou issues de l'agriculture biologique donnent évidemment des huiles essentielles de meilleure qualité. Les huiles non issues de l'agriculture biologique sont moins recommandées, car certains pesticides de synthèse sont solubles dans les substances aromatiques des plantes et peuvent se retrouver dans les huiles essentielles.

Quoi qu'il en soit, sur tout flacon d'huile essentielle l'étiquette doit indiquer **le nom courant et la partie de la plante distillée, la variété botanique (en latin), la région et le pays d'origine, le tout accompagné de la mention suivante :** ***huile essentielle 100 % pure et naturelle.*** Ce qui ne saurait être le cas pour les huiles essentielles de Verveine officinale, de Mélisse, de Cajeput, ou de Niaouli qui sont généralement reconstituées.

LES EAUX FLORALES OU HYDROLATS AROMATIQUES

Les **eaux florales ou hydrolats** sont obtenus en baignant les plantes dans de la vapeur d'eau puis en condensant cette vapeur. Ce sont souvent **des sous-produits de la distillation**, et dans ce cas la vapeur est récoltée dans le vase florentin après séparation d'avec les huiles essentielles. Les meilleures eaux florales sont obtenues par cohobation : la quantité d'eau utilisée est proportionnelle à la quantité de plantes utilisée. Le trop-plein du vase florentin est renvoyé dans la cuve et la plante continue de baigner dans la vapeur jusqu'à saturation.

Les hydrolats contiennent les principes actifs solubles dans l'eau. Ils recèlent une toute petite quantité d'huile essentielle (à peu près 0,2 g par litre) qui se disperse sous forme ionisée, ce qui évite toute irritation de l'épiderme.

Plus douces et plus faciles d'utilisation que les huiles essentielles, ces eaux florales étaient traditionnellement utilisées pour les soins de la peau et la désinfection des plaies. Elles continuent de présenter un grand intérêt en cosmétologie.

Les plus renommées sont l'eau de Rose, l'eau de fleurs d'Oranger, l'eau de Camomille et l'eau de Bleuet.

CONSERVATION

Très volatiles par nature, **les huiles essentielles peuvent rapidement perdre leurs propriétés**. Très vite elles commencent à vieillir, généralement au bout de six mois, et au mieux elles peuvent conserver leurs propriétés thérapeutiques pendant trois ans.

Pour cela, elles doivent impérativement être gardées à l'abri de l'air, de la lumière et de la chaleur, et contenues dans des flacons opaques ou de verre teinté hermétiquement clos.

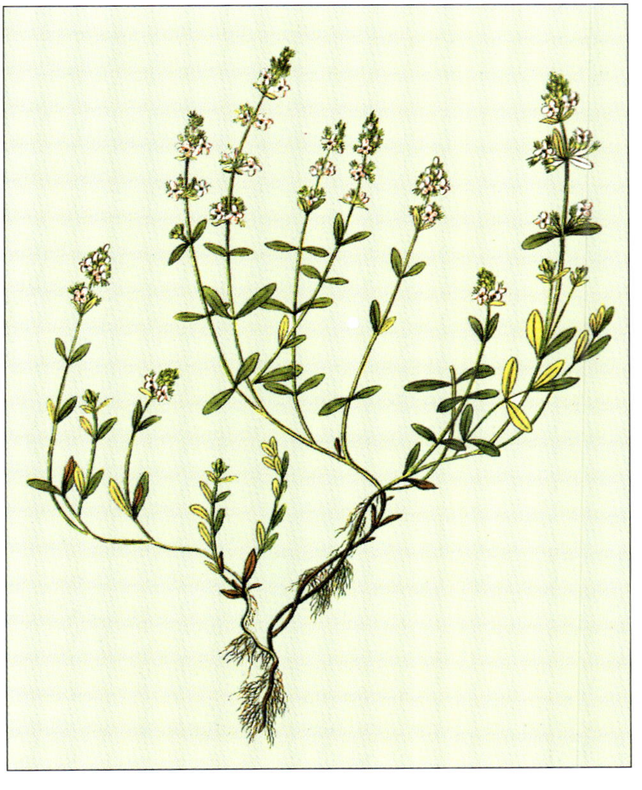

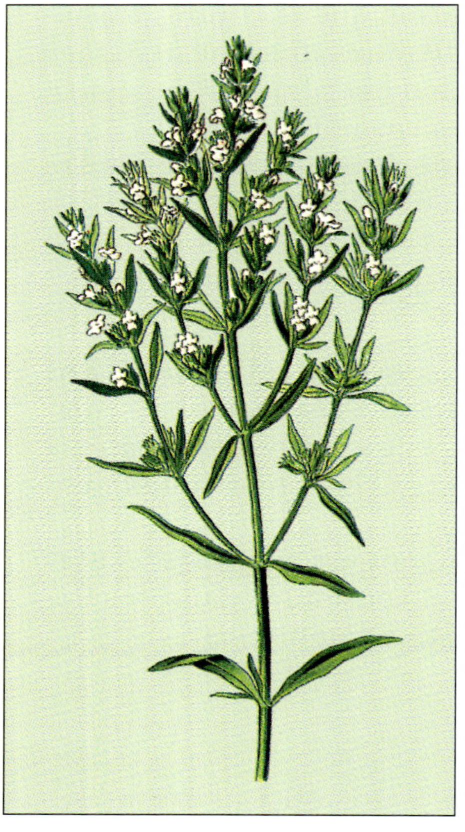

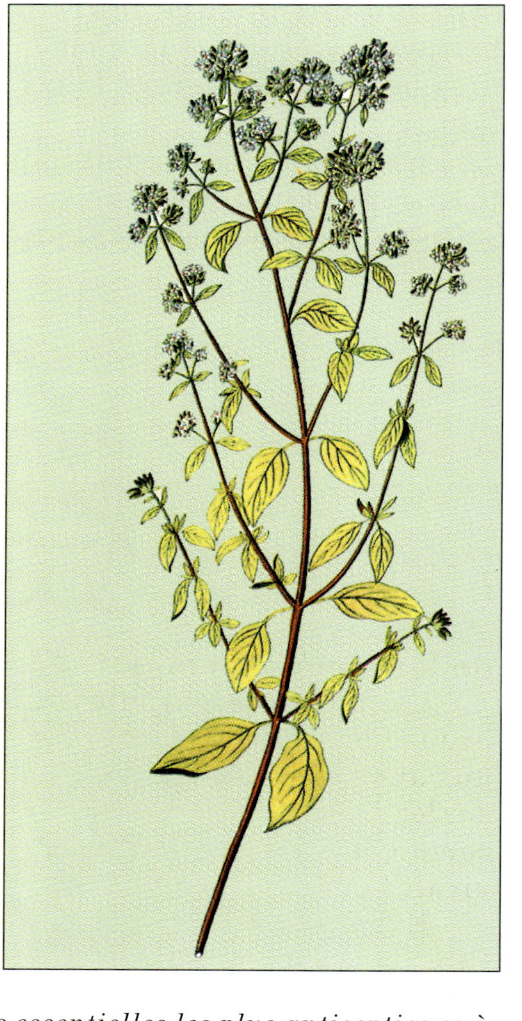

Thym, Sariette et Origan, trois des huiles essentielles les plus antiseptiques à utiliser avec précaution. (fig. p. 41 et 42)

Chapitre IV

HUILES ESSENTIELLES MODE D'EMPLOI

Les huiles essentielles ont des propriétés communes et des propriétés spécifiques qui se conjuguent dans leur action thérapeutique. Suivant leur composition, elles peuvent être plus ou moins indiquées en usage interne ou en usage externe, que ce soit par application cutanée ou en inhalation. Récapitulons d'abord leurs différentes propriétés :

Les huiles essentielles sont antiseptiques

« L'huile essentielle de Thym tue le colibacille en 28 minutes, le staphylocoque en 38 minutes,....» pour citer Jean Valnet qui, dans son ouvrage Aromathérapie, les classe ainsi par ordre décroissant pour leur activité antiseptique c'est dire pour la destruction des germes microbiens quand elles sont vaporisées : Citron, Thym, Orange, Genièvre, Girofle, Citronnelle, Lavande, etc. . Il faut noter que **leur pouvoir anti-infectieux dépend aussi de leur mode d'emploi**.

Les huiles essentielles annihilent le développement de nombreuse bactéries pathogènes, y compris de celles qui résistent aux antibiotiques. Certaines d'entre elles sont également actives sur les champignons responsables de mycoses et même sur des levures comme le Candida. D'autres semblent avoir des propriétés antivirales encore à prouver contre le zona ou l'herpès.

Exemples d'**huiles essentielles antiseptiques** : Citron, Pin, Lavande, Romarin, Thym, Sauge.

A la différence des antibiotiques qui provoquent également des dommages aux cellules et ne sont pas sans effets secondaires nocifs, les huiles essentielles absorbées à juste dose concentrent leur action exclusivement et électivement sur les germes microbiens. Elles ne contribuent pas à renforcer les souches microbiennes alors qu'il est nécessaire de découvrir des antibiotiques de plus en plus puissants à mesure que les bactéries s'y accoutument.

Une fois la guérison obtenue par l'emploi d'huiles essentielles, **l'organisme n'est pas affaibli mais au contraire renforcé dans ses capacités d'immunité et de défense**, revitalisé par l'amélioration du terrain. Cette propriété partagée par la plupart des huiles essentielles à un degré divers en est spécifique. Les mêmes plantes utilisées sous une autre forme (tisane, poudre,...) ne la possèdent pas.

Les huiles essentielles sont désintoxicantes

Un organisme malade est un organisme encrassé et affaibli qui n'a pas pu résister à une agression extérieure. Toutes les thérapeutiques naturelles favorisent la dissolution et l'élimination des déchets du métabolisme qui s'accumulent dans le corps. Cette élimination s'effectue par l'un des grands « émonctoires » (circuits d'élimination) du corps : les poumons, les reins, les intestins et la peau.

Chacune des huiles essentielles a un émonctoire privilégié qui concentre son action sur des organes bien précis. Par exemple, les huiles essentielles de Pin ou d'Eucalyptus qui sont éliminées par la voie pulmonaire et urinaire auront une action thérapeutique sur les bronches et les problèmes de vessie.

Par le drainage des toxines, elles montrent leur **action anti-rhumatismale, anti-inflammatoire et dépurative**. C'est pourquoi il est conseillé, dans le cas d'un traitement aux huiles essentielles, de **boire abondamment** des eaux minérales ou des tisanes.

Quelques exemples d'**huiles essentielles désintoxicantes** : Cyprès, Eucalyptus, Genièvre, Origan, Romarin, Sauge, Ail, Thym.

Les huiles essentielles sont rééquilibrantes

L'aromathérapie, même si elle permet d'obtenir sur certains symptômes et pour certaines maladies des résultats rapides, est surtout une médecine de terrain. Les huiles essentielles invitent le corps à réagir à la maladie, elles renforcent sa capacité naturelle à se défendre et **stimulent les mécanismes d'auto-guérison**.

Les travaux de Pierre Bressy sur la bio-électronique de Louis-Claude Vincent montrent qu'elles agissent en modifiant les 3 coordonnées bio-électroniques fondamentales des liquides organiques comme le sang, la salive ou la lymphe. Ces 3 coordonnées, le ph (état magnétique du terrain, équilibre acide/base), le rh2 (état d'électronisation, phénomène d'oxydo-réduction), le rô (état de résistivité, pression osmotique) peuvent caractériser l'état de santé d'un organisme.

A long terme, les huiles essentielles modifient les rapports entre les différents composants du sang. Elles ont également **une action au niveau cellulaire** sur les catalyses enzymatiques et sur l'équilibre électrique de la cellule. Cette action n'est probante que dans le cas d'une absorption prolongée qui exige le suivi d'un professionnel de la santé.

Leur action rééquilibrante est due également à l'influence qu'elles exercent sur les sécrétions hormonales et d'une manière plus générale sur l'équilibre endocrinien et le système nerveux qui commandent toutes les réactions neuro-végétatives du corps.

Les huiles essentielles de Camomille, Citron, Thym semblent stimuler la production de globules blancs chargés de protéger le corps. Celles de Cyprès, Estragon, Genièvre, Thuya, Sauge auraient une action sur les tumeurs.

Des propriétés spécifiques

Les propriétés spécifiques sont détaillées dans la suite de ce livre, que ce soit en usage interne ou externe, localement ou par action réflexe à distance. Les huiles essentielles agissent spécifiquement selon un **principe d'électivité** dont le mécanisme exact reste encore à vérifier scientifiquement. L'électivité qui

L'EFFET DE SYNERGIE

Le principe de synergie concerne l'association de différentes huiles essentielles :

Les effets d'un mélange d'huiles essentielles n'est pas simplement la somme des propriétés des huiles essentielles qui le constituent.

En effet, celles-ci étant composées de divers corps chimiques, ces corps chimiques peuvent réagir entre eux lors d'un mélange. Il est alors possible d'obtenir un mélange dont l'effet curatif est accentué — synergie — mais la réaction peut également produire une combinaison qui n'aura plus les propriétés des huiles essentielles de départ. Dans les cas extrêmes, le mélange n'est même plus une huile essentielle : c'est le cas par exemple de l'association Citronnelle-Orange douce qui donne un précipité laiteux sans intérêt. Par contre le mélange de plusieurs variétés choisies de Lavande produira une huile essentielle plus efficace que chacune des variétés de départ.

Il n'est donc pas possible de mélanger entre elles n'importe quelles huiles essentielles. *La réaction entre les différents composants peut se produire progressivement ainsi que le prouve l'évolution dans le temps de certains mélanges. Il est difficile de mettre au point des complexes aromatiques synergiques stables qui intensifient les propriétés thérapeutiques des huiles essentielles.*

Exemples de synergies simples :

- Pin maritime et Cyprès pour la respiration
- Lavande et Ylang-ylang pour la détente nerveuse et la peau
- Cannelle et Eucalyptus contre les infections
- Sauge et Géranium pour les problèmes gynécologiques
- Pin Sylvestre et Romarin contre les rhumatismes
- Marjolaine et Basilic contre l'anxiété

Exemple d'une synergie thérapeutique :

- Eucalyptus globulus (60 %), Lavandula Angustifolia (35 %) à Thymus Vulgaris (5 %)

Les proportions spécialement étudiées permettent aux esters de la Lavande d'adoucir l'action irritante de l'eucalyptol et du thymol en vue d'une inhalation dans le cas d'une affection respiratoire.

Dans la mesure du possible, il est recommandé de tenir compte de l'effet de synergie lorsque l'on choisit plusieurs huiles essentielles pour un traitement.

Pour des indications plus spécifiques tenant compte des variétés et des chomiotypes des huiles essentielles, le lecteur pourra se référer à l'ouvrage de Michel DOGNA, "HUILES ESSENTIELLES, Les répertoires de Michel Dogna", Éditions Guy Trédaniel ainsi qu'à celui de Philippe Mailhebiau " LA NOUVELLE AROMATHÉRAPIE" Éditions Jenkins.

rappelle le principe d'analogie cher à l'alchimie peut s'énoncer ainsi :

Une huile essentielle, quelque soit son mode d'absorption ou l'endroit du corps où elle est appliquée agira sur l'organe qui en a le plus besoin.

En cas d'infection par exemple, l'huile essentielle « se dirige » vers la partie du corps ou la fonction concernée. Quand une huile essentielle a de nombreuses indications comme la Lavande qui traite le système nerveux, la peau et la digestion, son action s'adressera plus spécifiquement à la fonction atteinte.

Exemples :

Huiles essentielles circulatoires : Bouleau, Cannelle, Carvi, Carotte, Citron, Cyprès, Sauge.

Huiles essentielles digestives : Fenouil, genièvre, Romarin, Thym. Ces plantes sont souvent utilisées dans la cuisine comme stimulants digestifs.

Huiles essentielles pour le système nerveux : Lavande, Marjolaine, Camomille, Lemongrass.

Un extraordinaire pouvoir de pénétration

L'action des huiles essentielles par application cutanée est due à **leur extraordinaire pouvoir de pénétration à travers la peau** : au bout de quelques heures, nous retrouvons dans les urines la présence d'une huile essentielle mise en contact avec la peau. Elle se sera entre-temps répandue dans tout le corps par l'intermédiaire de la circulation sanguine. Sa composition chimique leur permettant de passer facilement la barrière de la peau, elle favorise la pénétration dans les tissus d'autres composants auxquels elle est mélangée. C'est ainsi qu'on l'associe dans les baumes de massage à des substances allopathiques dont elle renforcera l'effet.

Frictions et massages aux huiles essentielles, **bains aromatiques** que l'on peut combiner par exemple avec des enveloppements d'algues créent une réaction révulsive de la peau et stimulent l'élimination des toxines. De plus, ces différentes méthodes faciles à mettre en œuvre dans la vie quotidienne et moins délicates que l'usage interne rééquilibrent tout l'organisme.

Une action locale cicatrisante et antalgique

Localement le pouvoir antiseptique des huiles essentielles se traduit par une nette amélioration de la **cicatrisation des plaies**, des écorchures et par un recul des infections superficielles. Certaines favorisent la **guérison des brûlures**, en particulier lorsqu'on les associe à l'huile de Millepertuis ou à l'argile. Le Genièvre a des propriétés antalgiques fort utiles contre les douleurs articulaires ou musculaires, la Lavande neutralise les piqûres d'insectes et rappelons-nous l'odeur du clou de Girofle dont l'huile essentielle soulage fort à propos les maux de dents. Une goutte d'huile essentielle de Menthe sur les tempes apaise les maux de tête.

Attention : Il faut absolument éviter le contact des huiles essentielles pures avec les muqueuses : yeux, oreilles, bouche, nez, vagin,....et d'une manière générale sur les zones hypersensibles ou irritées. Consulter un aromathérapeute.

Mode d'emploi

Les huiles essentielles sont des extraits de plantes extrêmement concentrés et des thérapeutiques puissantes dont il ne faut pas abuser. Une goutte d'huile essentielles représente au moins 28 g de plante.

Dans un souci de prudence et d'efficacité, **il est donc important de toujours respecter les doses prescrites**, généralement calculées en nombre de gouttes c'est dire infinitésimales.

Les huiles essentielles peuvent être utilisées :
- en usage interne par absorption buccale
- en usage externe : massages, bains, frictions, enveloppes mais aussi pour les soins de la peau (masques, compresses, crèmes, lotions) ou des cheveux.
- en usage olfactif (inhalation ou nébulisation)

Elles peuvent aussi également être injectées ou administrées par voie rectale mais cela est strictement réservé à la pratique médicale. L'administration de suppositoires permet une absorption rapide et complète des huiles essentielles : c'est la voie recommandée pour les enfants en cas de pathologies aiguës, pour les personnes présentant une intolérance aux odeurs ou des inflammations digestives.

Qu'elles soient assimilées par voie interne ou externe, les huiles essentielles diffusent rapidement au travers des membranes du corps et pénètrent profondément les tissus. Elles se répandent dans le système circulatoire et par là même, dans tout le corps.

Soyez très prudents avec les huiles essentielles dites dermo-caustiques ou révulsives. Les phénols qu'elles contiennent peuvent provoquer des brûlures : la Cannelle, la Sarriette, l'Oignon, l'Ail, le Cumin, le Lemongrass ou Verveine des Indes, la Girofle, le Poivre, l'Origan, certaines variétés de Basilic, de Thym (en particulier le Serpolet), de Romarin.

Usage interne

L'usage interne est délicat, le dosage des huiles essentielles doit être précis et il y a des contre-indications. C'est la méthode choisie lorsqu'on veut agir sur la digestion, l'intestin, le foie, les voies biliaires ou l'élimination. La voie orale entraîne dans un premier temps des actions réflexes et anti-infectieuses locales puis des réactions endocriniennes et produira enfin une modification générale du terrain.

Il est conseillé de consulter un médecin aromathérapeute ou un naturopathe pour tout usage prolongé d'huiles essentielles ou en cas de doute sur les doses à utiliser. Il est déconseillé d'utiliser les huiles essentielles dermo-caustiques en usage interne à cause de leur contact avec les muqueuses des organes.

D'une manière générale, **les huiles essentielles ne doivent pas être absorbées pures mais diluées à raison de 5 à 15 %**. La manière la plus simple consiste à mettre quelques gouttes d'huile essentielle dans une cuillerée de miel ou sur de la mie de pain plutôt que sur un sucre comme cela est souvent conseillé. Pour éviter le contact avec la paroi de l'estomac, les prendre avant le repas. **Interdit aux personnes souffrant d'ulcères ou d'inflammations du tube digestif.**

Pour une meilleure tolérance, solubiliser de 1 à 5 % d'huile essentielle (préférer de petites doses pour éviter un goût trop prononcé) dans de l'huile alimentaire comme celle de Tournesol biologique ou d'olive. Prendre le mélange par cuillerée à café ou dans les salades.

Une autre méthode consiste à dissoudre 10 % d'huile essentielle dans un flacon d'alcool comme celui utilisé pour les alcools de fruits puis de redissoudre le mélange dans de l'eau minérale pour l'absorber.

Enfin, vous pouvez vous procurer ce qu'on appelle **un dispersant** comme le Labrafil en vente dans toutes les pharmacies ou le Disper pour diluer les huiles essentielles dans la proportion de 1 goutte d'huile essentielle, 1 goutte de dispersant et 8 gouttes d'eau. Vous obtenez ainsi un mélange à 10 % d'huile essentielle et vous multipliez alors par 10 les doses indiquées pour l'huile essentielle pure.

Pour préparer un **miel aromatique**, incorporez 10 g à 50 g d'huile essentielle dans 500 g de miel liquide ou 5 gouttes par cuillerée à café en mélangeant bien. Prendre alors une demi-cuillerée à café de ce miel trois fois par jour.

Dosage

Les huiles essentielles sont souvent vendues en flacon de 15 ml soit environ 600 gouttes. **Une règle générale simple permet de fixer les doses que l'on peut absorber par voie interne :**

DANGER DES HUILES ESSENTIELLES

Certaines des substances chimiques entrant dans la composition des huiles essentielles peuvent être dangereuses pour la santé. L'absorption de certaines huiles essentielles cause de graves désordres cérébraux allant même dans certains cas jusqu'à entrainer la mort. D'autres ne doivent être utilisées qu'à faibles doses et pour une durée de temps limitée. D'autres encore sont dermo-caustiques : elles attaquent les muqueuses internes et la peau.

***Huiles essentielles toxiques** : Acacia, Calamus, Cerfeuil (cancérigène), Raifort, Arnica, Absinthe, Armoise, Bouleau (variété betula lente), Moutarde, Camphre brun et jaune, Cannelle de Chine (variété cinnamomum cassia), Tonka, Wintergreen, Cèdre (variété jupinerus sabina), Mélilot, Menthe Pouillot, Origan, Anis, Pin des Montagnes (pinus mungo pumilio), Thérébentine, Amande, Rue, Santoline, Sassafras (cancérigène), Chrysanthème, Thuya.*

Vous ne trouverez pas ces huiles disponibles à la vente au grand public. Elles sont utilisées en parfumerie, en cosmétique et pour certaines à très faibles doses dans l'industrie alimentaire.

***Huiles essentielles délicates d'emploi** : Estragon, Mélisse (var. melissa calamintha), Camphre blanc, Myrrhe, Coriandre, Curcuma, Eucalyptus en usage interne prolongé, Fenouil, Hysope (peut provoquer des comas), Badiane, Cèdre (éviter en cas de problèmes rénaux), Angélique (éviter en cas de diabète), Laurier, Muscade, Persil, Piment, Sauge Officinale.*

Ces huiles peuvent être dangereuses de façon très différente : L'Eucalyptus par exemple est sans danger en usage externe. Vous pouvez vous reporter aux fiches descriptives de chaque huile essentielle pour plus de précisions et consulter un aromathérapeute. Certaines de ces huiles ne sont disponibles qu'en pharmacie sur prescription médicale.

***Huiles essentielles dermo-caustiques** : Cannelle de Ceylan, Lemongrass, Mélisse, Menthe, Basilic (variété exotique), Piment, Poivre, Sarriette, Clous de Girofle, Thym, Origan*

Ces huiles doivent être fortement diluées en usage externe, au moins deux fois plus que les autres huiles essentielles (voir chapitre.V)

***Huiles essentielles présentant des risques allergiques** : Cannelle de Ceylan, Aster, Mélisse, Coste, Vanille et à un degré moindre : Achillée Millefeuille, Verveine citronnée, Cananga, Tea Tree, Pin Sylvestre, Romarin, Valériane, Gingembre ainsi que les Oranges.*

Si vous avez des tendances allergiques, toutes les huiles essentielles présentent un risque. Utiliser le test allergique que nous vous indiquons au chapitreV.

***Huiles essentielles photosensibles** : Verveine citronnée, Angélique (racine), Citron vert et jaune, Orange amère, Bergamote, Cumin, Curcuma.*

La présence, dans des produits solaires, d'huile essentielle de Bergamote qui a provoqué de fortes réactions de pigmentation a entraîné leur interdiction. Si vous utilisez les autres huiles essentielles citées, vous devez vous abstenir de vous exposer au soleil.

***Huiles essentielles à éviter pour les femmes enceintes** : Angélique, Céleri, Estragon, Cèdre, Ciste, Myrrhe, Cumin, Citronnelle, Fenouil, Hysope, Badiane, Cèdre, Laurier, Basilic, Marjolaine, Persil, Sauge Espagnole et Sclarée, Sarriette ainsi que le Romarin et la Menthe dans les premiers mois.*

Certaines de ces huiles peuvent causer un avortement spontané – l'huile essentielle de Persil est interdite pour cette raison –, d'autres peuvent nuire à la santé du futur bébé.

***Huiles essentielles à éviter en cas d'hypertension** : Hysope, Romarin, Thym, Sauge.*

Pour l'adulte, une goutte par 25 kg de poids corporel de une à trois fois par jour, toutes huiles essentielles confondues. Pour une maladie infectieuse, un aromathérapeute averti pourra prescrire une dose maximale d'une goutte pour 10 kg de poids corporel de une à trois fois par jour. Cette indication est valable pour la majorité des huiles essentielles. Pour une personne de poids moyen, on peut considérer que 6 gouttes par jour est une dose raisonnable en automédication.

Pour l'enfant, ne pas utiliser d'huile essentielle par voie interne **avant 30 mois**, ensuite **procéder avec précaution** de 1 goutte à 3 gouttes par jour maximum et de préférence sur avis d'un aromathérapeute. Ne pas lui donner d'huiles essentielles dermocaustiques contenant des phénols ou d'huiles essentielles riches en cétones neurotoxiques. Ne laisser pas vos flacons d'huiles essentielles à portée des enfants.

Si vous avalez par mégarde une huile essentielle pure, avaler plusieurs cuillerées d'huile végétale de cuisine et en cas d'absorption d'une quantité importante, téléphonez au centre anti-poisons le plus proche.

Comment choisir les huiles essentielles pour une affection donnée ?

Les huiles essentielles ont toutes plusieurs propriétés, certaines principales et d'autres secondaires. Vous avez donc le choix pour traiter un problème de santé entre plusieurs huiles essentielles. Certaines sont plus efficaces en synergie, d'autres s'utilisent seules.

Pour avoir le meilleur résultat, n'utilisez pas simplement une huile essentielle en fonction d'un symptôme ou d'une douleur mais plutôt en fonction de l'ensemble des symptômes et de votre état général.

Nous vous conseillons en thérapie familiale la méthode suivante prônée par Rodolphe Balz, "**Les huiles essentielles et comment les utiliser**", un ouvrage disponible auprès des laboratoires SANOFLORE :

1) **Faites la liste des huiles essentielles ayant une action sur le symptôme dont vous souffrez.**

2) **Pensez aux autres symptômes présents et aux points faibles de votre santé que vous connaissez**

3) **Choisir dans votre première liste les huiles essentielles qui agiront aussi sur les autres symptômes et qui amélioreront votre état général.**

L'aromathérapeute utilisera cette méthode à partir d'un diagnostic plus précis et plus complet. Il prescrira ainsi des huiles essentielles qui agiront sur la cause du trouble de santé en même temps que sur ses manifestations immédiates et symptomatiques. Un aromathérapeute peut aussi vous conseiller des huiles essentielles pour rééquilibrer d'une façon plus globale votre terrain et votre tempérament.

Certaines méthodes simples permettent de remonter à l'organe ou aux organes qui sont la cause des troubles en pratiquant un auto-diagnostic, bien sûr limité, et seulement en cas de troubles fonctionnels à l'exclusion de tout atteinte lésionnelle.

La plus simple et la plus facile est la **réflexologie plantaire** : vous recherchez des points douloureux sous les pieds et vous découvrez ainsi l'organe qui est responsable du trouble ou de la douleur. Employez alors des huiles essentielles qui traitent la fois la cause et l'endroit où se manifeste le problème. Vous pouvez aussi traiter avec d'excellents résultats la zone douloureuse sous les pieds en y appliquant les huiles essentielles.

Les huiles essentielles peuvent aussi être choisies par radiesthésie.

La durée d'un traitement

La durée d'un traitement doit être fonction de la gravité de la maladie, de son ancienneté et de l'effet recherché. Dans les états infectieux, l'aromathérapeute conseillera des prises répétées toutes les deux ou trois heures mais elles devront cesser rapidement.

Pour obtenir un renforcement du terrain et une modification des données bioélectroniques du sang, une cure journalière de 21à 28 jours est nécessaire. Les huiles essentielles choisies pour cette cure doivent pouvoir être absorbées sans danger de façon prolongée.

AROMATHÉRAPIE FAMILIALE

Voici une liste d'huiles essentielles faciles à vous procurer, qui ne présentent pas de danger d'utilisation aux doses indiquées et qui vous permettront de soigner la plupart des maux courants :

En usage interne

- ***Romarin*** *: crises de foie, rhumatismes, fatigue.*
- ***Pin sylvestre*** *: affections respiratoires, infections urinaires.*
- ***Marjolaine*** *: maux de tête, tension nerveuse.*
- ***Basilic*** *: problèmes digestifs, anxiété, dépression.*
- ***Myrte*** *: affections respiratoires, toux.*
- ***Cyprès*** *: problèmes veineux, rétention d'eau.*
- ***Orange amère*** *: palpitations cardiaques, insomnie, trac.*
- ***Bouleau*** *: Douleurs articulaires, rhumatismes, problèmes rénaux.*

En usage externe

- ***Lavande*** *: tension nerveuse, insomnie, maux de tête, soins de la peau, douleurs articulaires et vertébrales.*
- ***Eucalyptus globulus*** *: affections respiratoires, grippe, douleurs musculaires.*
- ***Géranium*** *: Problèmes de peau, rétention d'eau, fatigue.*

Pour les enfants

Lavande, Camomille, Citron, Myrte

Pour plus de précisions, reportez-vous aux fiches décrivant chaque huile essentielle ainsi que les variétés à utiliser de préférence .Consultez aussi le guide thérapeutique.

Si une huile essentielle n'a pas l'effet désiré au bout de 10 à 15 jours, il est préférable de changer d'huile essentielle ou de thérapeutique. Car les effets d'une huile essentielle diminuent avec le temps et peuvent même s'inverser comme en cas d'emploi à forte dose.

Retenons qu'une huile essentielle est efficace pour une dose donnée et une durée donnée. Si les résultats voulus ne sont pas obtenus, il vaut mieux choisir une autre huile essentielle aux propriétés semblables pour poursuivre le traitement.

L'aromathérapie n'est pas une panacée universelle : elle peut être combinée avec d'autres thérapeutiques. Dans les cas de constipation par exemple, l'absorption d'huiles essentielles donne peu de résultats : leur assimilation par l'estomac ne leur permettant pas d'agir vraiment sur les intestins.

L'efficacité de l'aromathérapie, comme celle de tous les remèdes naturels faisant appel aux capacités d'autoguérison de l'organisme, dépend aussi du mode de vie de celui qui l'emploie. Une alimentation saine, l'exercice physique, une bonne qualité de sommeil, un équilibre affectif et sexuel favorisent la guérison quelque soit la thérapeutique.

Très souvent un corps malade a besoin d'éliminer. Si les huiles essentielles activent l'élimination, notre organisme demande que nous buvions suffisamment d'eau pour drainer les toxines. Aussi, **lorsque vous entreprenez une cure d'huiles essentielles, pensez à boire plus que d'habitude et n'hésitez pas à combiner leur effet avec celui des tisanes.**

Complétez aussi l'usage des huiles essentielles par l'utilisation de compléments alimentaires ou de complexes vitaminés naturels, les huiles essentielles n'apportant ni les vitamines, ni les sels minéraux nécessaires.

L'alliance avec les médicaments chimiques ou l'homéopathie est du domaine du médecin. Certains praticiens pensent que les huiles essentielles neutralisent les médicaments homéopathiques s'ils sont pris ensemble, d'autres que le principe d'action des huiles essentielles et celui des médicaments chimiques sont incompatibles

Vous trouverez dans le chapitre IX, avec la description de chaque plante ses différentes indications thérapeutiques. Vous pourrez aussi vous reporter au guide thérapeutique en fin de livre pour savoir quelles huiles essentielles sont à employer en fonction de vos symptômes. Nous allons maintenant aborder en détail l'usage externe dans les chapitres suivants.

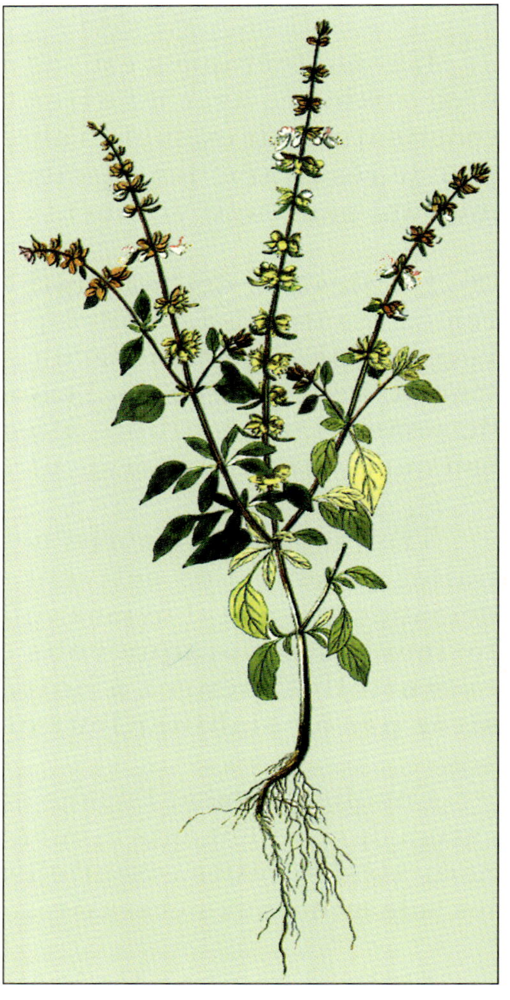

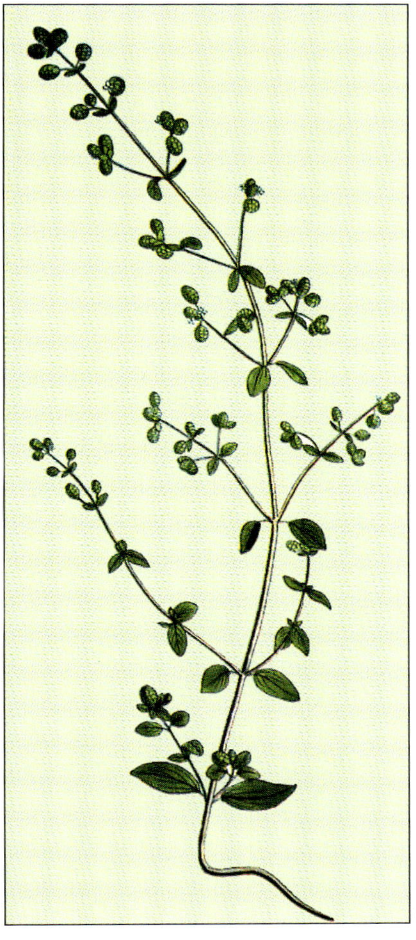

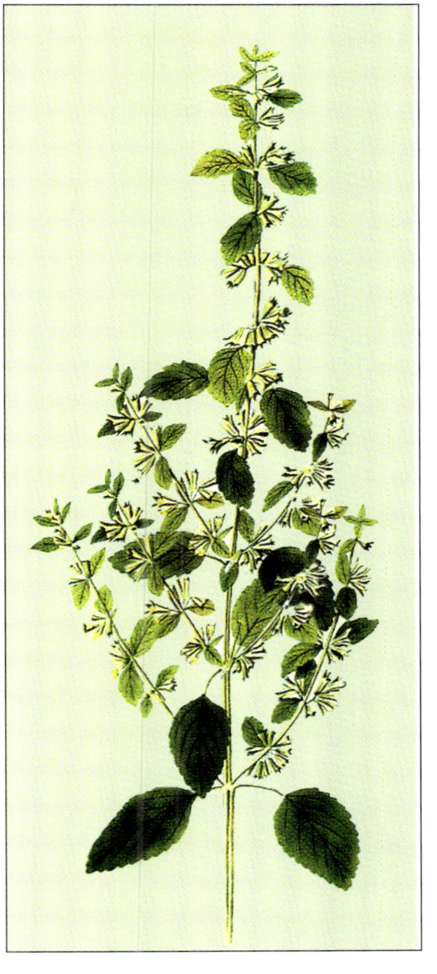

Basilic, Marjolaine et Mélisse sont une bénédiction pour les personnes nerveuses, anxieuses ou déprimées.

CHAPITRE V

DES FLEURS PLEIN LES MAINS MASSAGES ET FRICTIONS

Les frictions et les massages aux huiles essentielles sont un moyen particulièrement efficace et agréable de profiter chez soi des multiples bienfaits des huiles essentielles. L'usage externe des huiles essentielles demande, d'autre part, beaucoup moins de précautions que l'absorption. Vous profitez, de plus, de leur parfum alors que celui-ci les rend souvent désagréables à avaler.

Pénétrant très rapidement la peau, elles pénètrent les muscles et les tissus sous-jacents avant de se répandre dans tout le corps. Leur action sera donc d'abord réflexe et locale, puis elles produiront par ordre décroissant, une amélioration du terrain, un renforcement endocrinien et enfin une action anti-infectieuse globale.

Elles vous envelopperont de leurs bienfaits, régénérant votre "aura" que la science commence à mettre en évidence. Vous constaterez nettement leur action sur votre état émotionnel et votre relation avec les autres.

En application sur la peau, les huiles essentielles doivent toujours être diluées, d'autant plus qu'elles sont dermocaustiques.

L'application cutanée

L'application d'une huile essentielle a d'abord un effet directement sur la peau qui n'est pas seulement une enveloppe qui contient le corps mais un organe à part entière dont les fonctions sont primordiales. Les grands brûlés sont un exemple malheureux de l'importance du rôle de la peau dans le maintien de la santé. Il est impossible de survivre lorsque plus de 30 % de la peau est atteint.

La peau est vivante : elle élimine, digère, absorbe, synthétise.

Les huiles essentielles vont donc avoir d'abord **un effet immédiat sur la circulation sanguine superficielle**. Ensuite, grâce aux multiples fonctions assumées par les différentes couches et glandes de la peau, les huiles essentielles vont **drainer les déchets du métabolisme** pour les éliminer. Enfin, à cause des correspondances entre les zones réflexes de la peau, les méridiens d'acupuncture et les organes internes, une huile essentielle appliquée sur une partie spécifique du corps va **agir aussi à distance sur un organe** ou une fonction déficiente.

Frictions

Le toucher est certainement l'art le plus ancien de la guérison. Ne portons-nous pas spontanément la main à l'endroit qui nous fait mal pour le frictionner ou le presser ? Les anciens, Grecs, Égyptiens ou Orientaux, utilisaient déjà les huiles parfumées pour le massage. Les mains véhiculent une énergie puissante de guérison qui est renforcée, complétée et amplifiée par l'action des huiles essentielles.

Une friction matinale tonique aux huiles essentielles après la douche dissipe les brumes du sommeil et prépare le corps aux efforts de la journée. Une friction aux huiles relaxantes le soir élimine les stress quotidiens et vous prépare à passer une bonne nuit. Pratiquées régulièrement, elles entretiennent la vitalité et vous amènent à vous sentir de mieux en mieux dans vôtre corps. Le plaisir et le bien-être qu'elles procurent sont au moins aussi importants que leurs effets thérapeutiques.

LA PEAU, UNE GRANDE MECONNUE

La peau qui représente 18 % du poids du corps et près de 2 m² est de loin notre organe le plus important. Elle assume de multiples fonctions indispensables au bon fonctionnement de l'organisme.

Sous l'épiderme, couche superficielle, le derme est irrigué par les vaisseaux lymphatiques et les capillaires sanguins qui assurent la nourriture des tissus.

*A la base des poils, **les glandes sébacées** sécrètent le sébum, substance grasse analogue aux mucosités nasales et rejettent du gaz carbonique. Ces glandes sébacées servent d'épurateur à la lymphe, si importante pour la défense immunitaire. La peau joue ainsi un rôle de soutien de la fonction pulmonaire. Jadis, pour soigner les infections pulmonaires, on provoquait des abcès de fixation sur la peau.*

*La couche profonde du derme contient **les glandes sudoripares**, "petits reins" qui produisent la transpiration éliminée par les pores. Ces glandes sont fortements sollicitées en cas de maladie et de fièvre comme moyen privilégié de purification du sang.*

*L'épiderme, lui, effectue **la synthèse de la vitamine D** sous l'action des rayons solaires à partir de l'excès des graisses qu'il "pompe" dans le derme et digère.*

La peau — heureusement imperméable à l'eau ! — absorbe toutes les solutions huileuses ou alcooliques ainsi que les radiations solaires indispensables au maintien de l'équilibre thermique du corps et à la synthèse de la vitamine D.

***C'est comme si tous les organes se retrouvaient en miniature dans la peau** qui les soulage d'une partie de leur fonction ou même les remplace en cas de déficience. "Boutons", dermatoses, excès de transpiration, irritations, furoncles,... sont les manifestations les plus évidentes du rôle fondemental que joue la peau dans l'élimination.*

*Mais la peau est aussi **notre principal organe de perception** avec plus de 720 000 terminaisons nerveuses qui font communiquer notre cerveau avec le monde extérieur. Les cellules de la peau et celles du système nerveux sont issues de la même couche de l'embryon. C'est l'explication de la théorie des massages réflexes qui permet d'associer zones de peau, vertèbres et organes internes.*

Rappelons-nous aussi les méridiens d'acupuncture qui établissent d'autres correspondances entre le fonctionnement des organes et les points d'acupuncture dispersés sur tout le corps.

Massages

Le massage est une forme de communication simple et directe entre deux personnes. Le manque de toucher, dans l'enfance ou à l'âge adulte, est source de bon nombre de problèmes psychosomatiques. Nous avons, presque tous malheureusement, été peu ou mal touchés et nos sociétés sont malades de ce manque de communication primordiale, gage de l'équilibre affectif et nerveux.

Dans le massage, le toucher est attentionné et respectueux. C'est plus qu'une manipulation des tissus, plutôt **un art de faire du bien**. Les mains, à l'écoute du corps de l'autre, apprennent à découvrir la géographie interne du corps, à dénouer les tensions, à calmer les douleurs. Elles dissipent les endroits congestionnés, redonnent du tonus aux zones mortes, effacent les peines et les traumatismes enfouis. Le masseur fait preuve d'ouverture, de compréhension et de compassion et ainsi le massage régénère tous les plans de l'être : physique, émotionnel et psychique. Il est facile d'apprendre à masser à partir de quelques gestes simples pour pratiquer ensuite en famille ou entre amis.

Test anti-allergique

Chez les personnes sensibles, certaines huiles essentielles peuvent déclencher des réactions allergiques ou des irritations de la peau. Cela peut arriver avec des huiles aussi courantes que l'Orange ou la Lavande.
Procédez au test suivant :
Déposer une goutte de l'huile essentielle que vous allez utiliser bien mélangée à une goutte d'huile végétale à l'intérieur du poignet. S'il n'y a pas de réaction le lendemain, vous pourrez vous servir de cette huile essentielle sur la peau.

Grand massage aux huiles essentielles

Diluer de 5 à 10 % d'huile essentielle dans une huile végétale vierge de première pression froid comme l'huile de tournesol, l'huile d'amande douce ou de noyau d'abricot. Vous pouvez composer une excellente huile de massage avec des huiles essentielles de Lavande et Romarin. Vous pouvez y adjoindre de la Marjolaine, du Pin, du Géranium. Le parfum doit vous être agréable. Beaucoup aiment le mélange vivifiant Romarin-Citron ou encore l'association relaxante Lavande-Marjolaine. Si vous voulez conserver votre huile de massage qui aura naturellement tendance à s'oxyder et à rancir, ajoutez-y 5 à 10 % d'huile de Germe de blé qui contient de la vitamine E anti-oxydante.

Frictions pour les douleurs articulaires et musculaires

Les douleurs articulaires et musculaires sont dues un encrassement de l'organisme, souvent en relation ou avec un engorgement du foie et de la vésicule biliaire ou des problèmes d'élimination. Elles peuvent également résulter de faux mouvements

En cas de **rhumatismes chroniques**, **d'arthrite**, quand la souffrance est amoindrie par l'exercice physique : huiles essentielles de Genièvre et Bouleau qui favorisent l'élimination. Sont indiquées également Pin et Eucalyptus ainsi que Cajeput.

En cas de **douleurs aiguës** qui s'amplifient en général avec le mouvement : huile essentielle de Romarin, anti-inflammatoire (variétés 1,8 cinéole et camphre), associée à la Lavande, la Marjolaine et la Camomille, calmantes.

Contre les **crampes** et les **raideurs musculaires** : huile essentielle de Marjolaine, excellent décontractant, en synergie avec la Lavande et la Sauge officinale.

Pour **fortifier la musculature** et se préparer à **l'effort physique** : huile essentielle de Romarin (variété acétate de bornyle, verbénone), tonique, mais aussi Muscade, Cannelle, Gingembre qui sont des stimulants circulatoires.

Attention : Pour la Muscade et la Cannelle, particulièrement révulsives, diviser les doses par deux.

ou de blocages vertébraux. Dans ce dernier cas, des huiles essentielles antalgiques aideront à soulager la douleur et attendre un traitement adapté, comme l'ostéopathie.

Frictions pour la circulation et les jambes lourdes

Les jambes lourdes, les gonflements et œdèmes sont souvent en relation avec une mauvaise digestion et une insuffisance de fonctionnement des organes rate, pancréas et reins. Si vous souffrez de problèmes circulatoires dans le bas du corps, la première chose à entreprendre est de réapprendre à respirer « dans le ventre » c'est dire avec votre diaphragme. Le va-et-vient de ce muscle essentiel, situé sous les dernières côtes, « pompe » le sang veineux des jambes vers le cœur tout en "massant" tous vos organes digestifs.

Pour les **jambes lourdes** : huile essentielle de Cyprès, décongestionnant veineux, et huiles essentielles de Bouleau et de Genièvre qui favorisent l'élimination des rétentions d'eau. Vous pouvez y adjoindre du Romarin et quelques gouttes de Menthe pour leurs propriétés tonifiantes. Masser en remontant des pieds vers le pli des aines par l'intérieur des jambes. Commencer par la plante des pieds sur laquelle vous insisterez en massant vigoureusement. Il est bien de faire précéder cette friction de douches chaudes et froides alternées sur les jambes pour favoriser la vaso-constriction. Penser aussi à surélever vos jambes pendant la nuit.

Pour les **douleurs menstruelles** : massage doux du bas-ventre avec de l'huile essentielle de Sauge Officinale. Friction vigoureuse du bas du dos et surtout du sacrum avec la même huile essentielle.

Pour **activer la circulation sanguine** : huiles essentielles de Cannelle et Muscade en synergie avec le Poivre, excellent « chauffant » musculaire.

Pour **renforcer les capillaires** : huiles essentielles d'Ylang-ylang et de Citron diluée à 50 % dans une huile végétale qui correspond à votre type de peau. Citron, Bois de Rose et Palmarosa retonifient et régénèrent la peau.

LES HUILES VÉGÉTALES

Les huiles végétales servent à diluer les huiles essentielles et permettent de les utiliser sans danger en contact avec la peau. Ce ne sont pas de simples supports : elles complètent l'action des huiles essentielles, en particulier par les vitamines qu'elles apportent et par leurs propriétés spécifiques. Elles doivent être, si possible, de première pression à froid. Choisissez l'huile végétale dont vous vous servirez en fonction de ses propriétés :

- ***L'huile d'Amande douce** : calmante, onctueuse, presque sans odeur, riche en vitamine A et E, elle nourrit la peau. Elle s'associe parfaitement avec la Rose qui est de la même famille.*

- ***L'huile de Noyau d'Abrico**t a une composition proche et peut avantageusement la remplacer. Elle convient très bien pour le massage.*

- ***L'huile de Germe de Blé** : sa richesse en vitamine E en fait une huile de traitement des peaux fatiguées et ridées qu'elle rajeunit et régénère. Ajoutée aux autres huiles à 5 %, elle empêche l'oxydation et le rancissement. Elle a une affinité avec la famille des graminées (Citronnelle, Palmarosa, Verveine, Vétiver) à laquelle elle appartient.*

- ***L'huile de Coco (Coprah)** : Sa pauvreté en vitamines et la présence d'acides gras saturés la font déconseiller car elle n'est pas absorbée par la peau, d'où son utilisation dans les produits solaires protecteurs.*

- ***L'huile de Noisette** : peu grasse, fluide, pénétrant rapidement la peau, elle convient parfaitement aux peaux grasses qu'elle régularise.*

- ***L'huile de Macadamia**, peu connue et originaire d'Australie, a les mêmes propriétés encore plus accentuées. De plus, elle agit sur les systèmes lymphatique et circulatoire.*

- ***L'huile d'Olive** : sédative et rafraîchissante, nourrissante, elle pénètre et glisse bien. Elle a une action régénérante sur la peau mais peut rebuter par son odeur prononcée.*

*- **L'huile de Pépins de Raisin** : très légère, sans odeur, bon marché, elle adoucit la peau sans laisser de film gras.*

*- **L'huile de Sésame** : très utilisée en Orient, riche principes actifs, elle est indiquée pour les peaux sèches et aide à traiter les brûlures. Elle garde bien les parfums et rancît difficilement.*

*- **L'huile de Tournesol** : légère, fluide, riche en vitamine E, elle aurait des effets sur la circulation sanguine. **L'huile de Carthame** et **l'huile de Maïs** ont des compositions proches.*

*- **L'huile d'Arachide** : sa lourdeur la fait déconseiller même si elle est indiquée pour les brûlures. Il est pratiquement impossible d'en trouver de bonne qualité.*

*- **L'huile de Colza** : comme elle ne peut s'extraire à froid et qu'elle est souvent trafiquée, elle est considérée comme dangereuse.*

*- **Le Karité** : issu d'un arbre africain, le beurre de karité est un excellent produit nourrissant et régénérant de la peau que l'on peut utiliser comme les huiles.*

Voir aussi "Les huiles cosmétiques" au chapitre VII.

Frictions pour l'amincissement

Les surcharges locales de poids traduisent un déséquilibre de l'organisme dû à la combinaison de trois causes :

- une alimentation inadaptée ou une assimilation déréglée de la nourriture
- un déséquilibre du système nerveux (fatigue, stress, problèmes psychologiques,....)
- des difficultés d'élimination

Nous n'aborderons pas ici les problèmes délicats d'obésité liés à des dysfonctionnements hormonaux.

Des frictions aux huiles essentielles peuvent compléter un traitement plus général qui doit agir sur les trois causes ci-dessus à partir des principes suivants :

- transformez progressivement et durablement vos habitudes alimentaires, en particulier en ce qui concerne les sucres, les graisses, les produits animaux et les excitants.
- respectez le plus souvent possible les combinaisons alimentaires qui définissent les aliments qui peuvent être mangés dans un même repas pour être bien assimilés.
- modifiez vos habitudes de vie : réapprendre à se relaxer et respirer, retrouver son rythme de sommeil, prendre un minimum d'exercice physique,....
- prenez, sauf contre-indications, du magnésium, qui contribue à l'équilibre du système nerveux et penser aux autres compléments alimentaires riches en vitamines et en sels minéraux qui peuvent vous aider.
- Réapprenez vous à apprécier, à vous faire plaisir et à vous aimer. Laissez-vous exprimer vos émotions. Sachez dire non et demandez l'attention et le respect dont chacun a besoin.
- Stimuler les éliminations rénale et intestinale

Pour des frictions locales, sur **les zones en surcharge**, huiles essentielles de Genièvre et Bouleau complétées par celles de Géranium et de Cèdre.

Vous pouvez aussi vous préparer le traitement suivant destiné à provoquer une « gymnastique » destinée à retonifier les tissus en alternant une friction « chauffante » et une friction « réfrigérante » :

- mélange n° 1 chauffant : Poivre, Cannelle, Genièvre, Bouleau diluées à 10 % dans une huile ou une crème pour une friction vigoureuse.
- mélange n° 2 réfrigérant : Menthe, Citron, Palmarosa à 10 % en proportions égales dans une huile ou une crème étaler ensuite.

Frictions pour les problèmes respiratoires

Un bon terrain permet de résister aux attaques du froid et de l'humidité. Une friction aux huiles essentielles permet de prévenir ou d'enrayer les inflammations des bronches, du nez et de la gorge pour éviter d'avoir recours à des médicaments allopathiques qui, à la longue, affaiblissent les capacités d'autoguérison de l'organisme.Les problèmes pulmonaires sont généralement causées par une nourriture trop riche, plus spécialement en produits ou sous-produits laitiers. Ils s'accompagnent d'un encrassement des intestins. Allégez votre nourriture, mettez-vous à la diète comme le conseillaient nos grands-mères : bouillons de légumes, pommes cuites,......Évitez le lait et les fromages.

Pour les **bronches** : compresse ou friction vigoureuse du thorax et du haut du dos avec un choix des huiles essentielles suivantes : Pin, Eucalyptus, Niaouli, Romarin, Origan, Lavande. Vous pouvez composer un mélange avec 5 gouttes de chaque dans 30 gouttes d'huile végétale. Insister dans la zone sous-claviculaire, près de l'attache des bras. Vous pouvez aussi utiliser le Cajeput, la Sauge, le Cyprès ainsi que le Thym, la Sarriette et la Muscade. Ces trois dernières doivent être très fortement diluées.

Pour les **rhumes et les sinusites** : frictionnez la nuque, le front et les côtés du nez avec un mélange d'huiles essentielles d'Eucalyptus, Niaouli, Lavande, Camomille en proportions égales dans 2 fois leur volume d'huile végétale. Pour les sinusites, incorporer le mélange ci-dessus dans une compresse d'argile que vous poserez sur le front avec des résultats étonnants. La synergie ci-dessus soulage également les otites en application autour du pavillon de l'oreille (attention, jamais à l'intérieur.)

Pour **la grippe** : Nelly GROSJEAN, dans son livre « Aromathérapie », Éditions Chiron, conseille une excellente recette de grog aux huiles essentielles : une goutte de chacune des huiles essentielles suivantes : Origan, Thym, Cannelle, Girofle, Géranium dans un jus de citron pressé. Diluer dans un grand bol d'eau chaude et ajoutez une cuillerée à soupe de miel. A boire trois fois par jour en association avec la friction des bronches.

Pour les **inflammations de gorge** : massez-vous doucement de chaque côté de la gorge avec une composition de Camomille, Lavande, Niaouli et Sauge Officinale. Faîtes des gargarismes en diluant très largement ce mélange à raison d'une goutte de chaque huile essentielle dans de l'eau et du citron pressé. Ajoutez une goutte d'huile essentielle d'Hysope délivrée sur prescription médicale.

Frictions pour les maux de tête et l'insomnie

Maux de tête et migraines trouvent souvent leur origine dans un engorgement du foie et de la vésicule bilaire. Ils peuvent aussi résulter de tensions excessives dans le cou, de blocages vertébraux au niveau des cervicales ou de problèmes d'occlusion dentaire. Émotionnellement, ils sont en relation avec la retenue, des non-dits ou encore la jalousie.

Pour les **maux de tête** : la synergie Lavande + Camomille en proportions égales soulage considérablement la douleur. Frictionnez légèrement le front, les tempes et la nuque avec le mélange dilué dan un peu d'huile. L'adjonction d'une goutte ou deux d'huile essentielle de Menthe aide à décongestionner et à éclaircir la tête.

Pour **l'insomnie** et plus généralement la **relaxation** : composer un mélange de Lavande, Marjolaine et Petit Grain (Oranger Amer) dilué dans un peu d'huile végétale pour masser lentement le bas de votre dos, votre nuque et vos épaules, votre plexus solaire au creux de l'estomac et votre bas-ventre ainsi que la plante des pieds. Toutes ces zones sont en relation avec la tension nerveuse.

Pour **l'anxiété et l'agitation** : Ajoutez du Lemongrass au mélange ci-dessus. Emportez avec vous dans la journée un flacon d'huile essentielle d'Orange Douce ou mieux de Mandarine que vous respirerez à intervalles réguliers. Ces deux huiles essentielles calment le rythme cardiaque et apaisent le système nerveux.

Frictions pour la fatigue et la déprime

Pour la **fatigue physique** : Diluer 30 gouttes au total des huiles essentielles suivantes : Romarin, Pin, Géranium, Citron à part égale dans le même volume d'huile végétale. Frictionnez-vous vigoureusement les jambes, le bas du dos, les épaules et la cage thoracique. Si un membre de votre famille ou un ami peut vous frotter pendant quelques minutes la colonne vertébrale avec cette association synergique, vous en retirerez les plus grands bienfaits. En effet, en chauffant les vertèbres et par l'action des huiles essentielles, vous stimulez le système nerveux et vous activez le fonctionnement de tous les organes internes. Vous pouvez ajouter du Thym et de la Sarriette à ce mélange en proportion réduite. Si vous ne disposez pas de toutes ces huiles essentielles, servez-vous de celles que vous avez. Elles ont toutes un effet revigorant.

Pour la **déprime** : Vous pouvez associer les huiles essentielles de Muscade et Coriandre diluées à 20/30 % maximum. La Muscade est un excellent stimulant général ainsi qu'un anti-dépresseur. Le Coriandre est un tonique nerveux et sexuel. En cas de surmenage et de fatigue intense, la synergie Marjolaine + Basilic renforce et rééquilibre le système nerveux. Le Basilic stimule les glandes surrénales et redonne de l'appétit.

Frictions pour la digestion

Pour **les problèmes digestifs**, les huiles essentielles sont généralement absorbées. Mais si vous souffrez d'ulcère ou d'inflammation, ou simplement si vous n'aimez pas les avaler, vous pouvez bénéficier de leur pouvoir curatif au travers de la peau.

Pour la **digestion lente et l'aérophagie** : Carvi, Muscade, Coriandre. **En cas de brûlures ou de spasmes** : Lavande, Marjolaine. Appliquez l'une ou un mélange de ces huiles essentielles diluées au creux de l'estomac. Frictionnez-vous aussi le milieu du dos, entre la base des omoplates et le haut de la cambrure lombaire, là où sont localisés des zones réflexes et des points d'acupuncture en relation avec la digestion.

Pour **le foie et la vésicule biliaire** : Romarin+Citron. Étendre sur la zone du foie le long du rebord des côtes à droite ainsi que sous l'omoplate droite. Avant, appliquer sur le foie une bouillotte chaude pendant plusieurs minutes. Ce traitement a aussi pour effet indirect de retarder l'apparition des rides sur le visage. L'huile essentielle de Menthe est également excellente pour le foie à raison de 2 gouttes dans une cuillerée à café d'huile végétale.

La quantité d'huiles essentielles totale absorbée par la peau ne doit pas dépasser la dose maximale indiquée pour l'usage interne ; 5 à 10 gouttes, toutes huiles essentielles confondues sont une dose suffisante.

Frictions aphrodisiaques

La baisse de vitalité sexuelle, l'absence de désir sont souvent la conséquence d'une fatigue générale, plus particulièrement nerveuse, due à un excès de stress. Le système hormonal et surtout les glandes surrénales ont besoin d'être renforcées. Chez les hommes, cela peut aussi provenir d'une nourriture trop lourde et d'un foie fatigué.

Pour stimuler les **fonctions hormonales** : massez-vous le bas du dos (vertèbres lombaires et sacrum) avec un mélange synergique d'huiles essentielles de Cannelle, Ylang-Ylang et Gingembre à raison de 20 gouttes au total diluées dans trois fois leur volume d'huile végétale. Vous pouvez aussi vous frictionner mutuellement avec votre partenaire la colonne vertébrale, la nuque et la plante des pieds.

Pour **revitaliser tout l'organisme** : les hommes prendront des huiles essentielles de Romarin, Sarriette et Menthe en usage interne ou en frictions sur tout le corps. Les femmes remplaceront le Romarin par de la Sauge.

Pour amplifier **l'attrait sexuel** : les odeurs corporelles jouent un grand rôle dans l'attirance mutuelle des deux sexes l'un pour l'autre car le sens de l'odorat est relié à nos fonctions les plus instinctives. L'Ylang-Ylang, au parfum capiteux, est la plus réputée des huiles essentielles sensées captiver le désir. Chez l'homme, un goutte d'Ylang-Ylang diluée dans 20 gouttes d'huile végétale peut être appliquée localement pour augmenter la vasodilatation. Le Santal et le Bois de Rose ont aussi la réputation d'être aphrodisiaques.

De par leur pourvoir anti-infectieux, les huiles essentielles contribuent aussi à l'hygiène personnelle. Elles sont fréquemment utilisées à très faible dose dans les préparations commerciales destinées à l'hygiène intime. Pendant longtemps, l'huile essentielle de Santal fut l'un des seuls remèdes contre les maladies vénériennes.

Il faut absolument éviter de mettre des huiles essentielles, même diluées et à plus forte raison pures en contact avec les muqueuses yeux, oreilles, nez, vagin, etc.

Pour les coups et les foulures

L'argile est une bénédiction pour le corps. Ses bienfaits sont multiples et vous l'associerez avec bonheur aux huiles essentielles pour **les coups et les entorses légères**. Mélanger 10 à 20 gouttes d'huiles essentielles à un bol d'argile verte préparée avec de l'eau ou une tisane. Appliquer alors l'argile en une couche fine sur la partie à traiter et recouvrir d'une bande de gaze serrée. Garder plusieurs heures et renouveler 2 à 3 fois par jour. Vous pouvez aussi vous servir d'argile verte en tube ou encore de compresses d'argile toutes prêtes vendues dans le commerce.

Vous trouverez en pharmacie de l'huile et de la teinture-mère d'Arnica. L'Arnica est une plante bien connue des homéopathes qui l'emploient en particulier pour atténuer les conséquences des chocs physiques et psychiques. L'huile d'Arnica n'est pas une huile essentielle mais une macération de la plante dans une huile végétale. Elle est très efficace pour soulager la douleur et éviter les "bleus".

Vous pouvez utiliser toutes les huiles essentielles recommandées pour les **douleurs articulaires et musculaires**. Nous avons essayé avec d'excellents résultats l'association suivante conseillée par Rodolphe BALZ : 5 gouttes de Sauge, 5 gouttes de Genièvre, 5 gouttes de Camomille auxquelles vous ajouterez 30 gouttes de teinture d'Arnica . Vous pouvez aussi vous servir d'argile verte en tube ou encore de compresses d'argile toutes prêtes vendues dans le commerce.

Pour les plaies et les coupures

Les huiles essentielles aseptisent et favorisent la cicatrisation.

Pour les **piqûres d'insectes**, 1 à 2 gouttes d'huile essentielle de Lavande, d'Eucalyptus ou de Géranium pures ou très légèrement diluées insensibilisent et combattent l'effet du venin.

La Camomille, la Carotte, le Niaouli, le Palmarosa et le Bois de Rose peuvent servir en huiles essentielles diluées à 10 % dans de l'alcool pour **le nettoyage des plaies légères et des écorchures.**

L'huile essentielle de Myrrhe, tonique, indiquée dans les affections pulmonaires, est très efficace en solution huileuse à 10 % pour **les plaies rebelles et les maladies de peau**, très difficiles à traiter.

L'huile essentielle de Girofle, particulièrement, doit être diluée à 5 % dans une solution huileuse (olive ou sésame) pour les **plaies infectées** mais il est, bien sûr, plutôt conseillé de vous adresser à un aromathérapeute compétent.

Pour les brûlures

En cas de **brûlures légères**, diluer à 5 % le mélange suivant : huiles essentielles de Camomille, Lavande, Eucalyptus, Citron, Niaouli, Sauge, Genièvre — ou certaines d'entre elles — en proportions égales dans de l'huile de Sésame ou mieux de Millepertuis. Cette huile est réputée depuis l'antiquité pour dissiper les brûlures, soulager rapidement la douleur et régénérer la peau. Elle calme aussi avec succès les coups de soleil (ajouter quelques gouttes d'huile essentielle de Lavande).

Pour les brûlures, vous pouvez également recourir au même mélange dans de l'argile verte.

LES 4 MELANGES DONT VOUS AVEZ BESOIN

Afin de pouvoir utiliser de façon pratique et régulière les huiles essentielles pour différentes frictions, voici quatre mélanges que vous pouvez préparer à l'avance :

N° 1 : Lavande, Romarin, Marjolaine, Pin, Eucalyptus
Prendre un flacon de 10 ml (10 cm^3) et diluer 50 gouttes de chacune de ces huiles. Compléter avec une huile végétale ou mieux avec de l'huile d'Arnica. Utilisez ce mélange pour des frictions toniques le matin, en cas de douleurs articulaires ou vertébrales, de problèmes respiratoires ainsi que pour calmer les spasmes digestifs.

C'est un excellent mélange de base auquel vous pouvez rajouter d'autres huiles essentielles pour des problèmes plus spécifiques. Il vous suffit également de le rediluer dix fois pour obtenir une huile qui convient pour de grands massages de tout le corps.

N° 2 : Cannelle, Muscade, Carvi, Coriandre, Ylang-Ylang
Verser 25 gouttes de chacune des huiles essentielles dans un flacon de 10 ml que vous complétez avec de l'huile végétale par exemple d'Amande douce ou de noyaux d'Abricot. Cette composition est efficace pour stimuler la digestion, tonifier la circulation sanguine, combattre les états de fatigue et de déprime. Elle prépare à l'exercice physique en échauffant les muscles et le sang.

N° 3 : Lavande, Camomille, Marjolaine, Petit Grain, Citron
A préparer comme le mélange n° 1, 50 gouttes de chaque diluées dans un flacon de 10 ml avec de l'huile d'Olive ou encore de l'huile de Calendula. Vous disposez d'un mélange efficace pour calmer les maux de tête, favoriser le sommeil, lutter contre l'anxiété et toutes les formes de spasmes. Employez-le pour des frictions relaxantes le soir ou après le bain. Il est aussi excellent pour garder une peau jeune et ferme.

N° 4 : Cyprès, Genièvre, Bouleau, Sauge
A préparer comme le mélange n° 2, 25 gouttes de chaque diluées dans un flacon de 10 ml avec de l'huile végétale ou mieux de l'huile d'Aloès.

Pour améliorer la circulation veineuse et lymphatique, lutter contre les rétentions d'eau en favorisant l'élimination, aider l'amincissement. Ce mélange désintoxique tout l'organisme et soulage les douleurs rhumatismales chroniques. Choisir l'huile de bourgeons de Bouleau.

Pour éviter que vos mélanges ne s'oxydent, ajoutez-y une petite quantité d'huile de germe de blé qui favorise leur conservation.

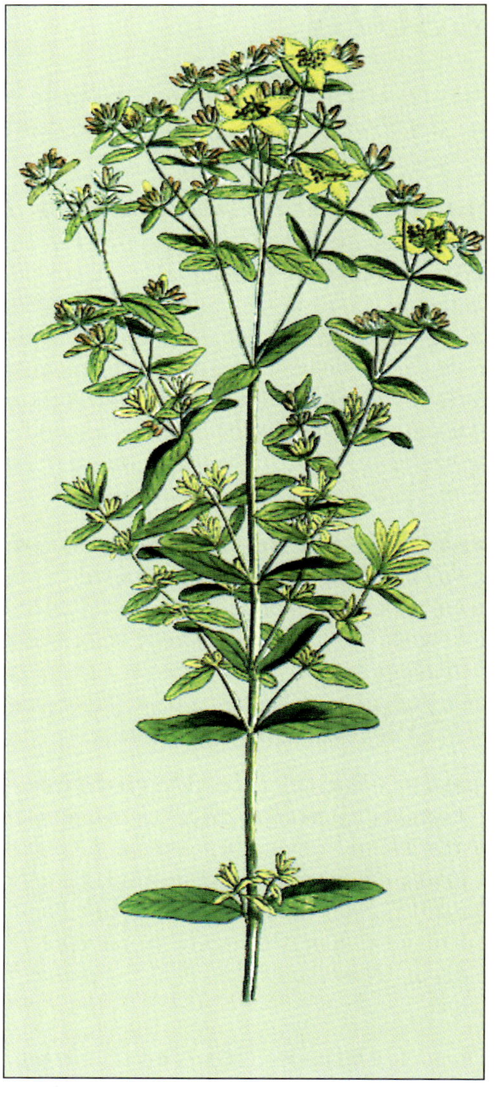

L'Huile de Millepertuis calme les douleurs, soulage brûlures et coups de soleil.

L'huile de Millepertuis est obtenue en laissant macérer dans de l'huile d'olive vierge de première pression à froid des fleurs de Millepertuis sauvage. Ces éclatantes fleurs jaunes éclosent en juin, en plaine, d'où leur autre appellation d'Herbe de la St Jean. A cause du pouvoir de l'huile sur les brûlures, on l'appelle aussi herbe du Diable. Vous pouvez préparer vous-même cette huile en remplissant un pot des sommités en pleine floraison puis en les recouvrant d'huile d'olive. Bien fermer, exposer au soleil pendant au maximum 3 semaines puis filtrer. L'huile a pris une magnifique couleur rouge. Conserver au froid.

Attention : Éviter d'exposer au soleil les parties recouvertes d'huile de Millepertuis sous peine de voir votre peau se teinter de taches brunâtres de sur-pigmentation.

Pour les problèmes dentaires

En attendant la visite chez le dentiste, en cas de caries, mettre une goutte au choix de Girofle, de Menthe ou d'Origan sur un « coton-tip » et l'appliquer directement sur la carie sans toucher la langue, ni le palais pour insensibiliser la dent. Vous pouvez aussi mélanger l'huile essentielle avec de la pâte dentifrice pour la mettre dans la cavité dentaire.

Pour l'**hygiène de la bouche** et pour **fortifier les gencives**, diluer une goutte de chacune des huiles essentielles suivantes dans 30 gouttes d'huile végétale ou dans un peu de pâte dentifrice : Genièvre, girofle, Lavande, Origan, Sauge. Ajouter un peu de sel et, si vous en disposez, de poudre d'algues. Frictionner vos gencives avant de rincer. En cas d'aphtes ou d'hypersensibilité des gencives, augmenter la dilution.

Huiles essentielles et réflexologie plantaire

Une douleur peut avoir différentes causes : elle peut être due à un faux mouvement, à un blocage vertébral, au dysfonctionnement d'un organe, à un excès de stress ou être d'origine psychosomatique. Le mauvais fonctionnement d'un organe se répercute sur d'autres. Le corps est un tout.

La médecine allopathique nous a habitué à traiter les symptômes plutôt qu'à chercher les causes des maladies. La réflexologie plantaire est une méthode simple qui permet à chacun de remonter à l'origine des douleurs et des petits maux de la vie quotidienne pour obtenir des résultats durables. Grâce à elle, vous découvrez le ou les organes impliqués dans votre problème de santé et vous pouvez agir à la fois sur sa cause et sur ses manifestations symptomatiques.

Regardez les cartes des pieds : elles vous montrent les zones réflexes des pieds, chaque zone étant en relation avec une partie du corps, un organe ou une glande hormonale. Vous y trouverez aussi la colonne vertébrale. **Lorsqu'un organe fonctionne mal, la zone réflexe devient douloureuse lorsque vous appuyez à cet endroit**, même si vous ne ressentez aucune gêne au niveau de l'organe lui même. Vous pouvez ainsi faire votre « diagnostic » en recherchant les points douloureux et en les identifiant grâce à ces cartes. D'une façon un peu simpliste, on peut comparer les zones réflexes au tableau de bord d'une voiture avec ses voyants qui clignotent pour vous avertir.

Les zones réflexes servent aussi au traitement car elles permettent d'agir à distance sur les organes internes, le système hormonal, les vertèbres et les articulations. Les réflexothérapeutes professionnels les massent et obtiennent des résultats étonnants, même sur des problèmes de santé qui ont résisté à bien d'autres thérapeutiques. Le mécanisme d'action de la réflexologie plantaire n'étant pas encore élucidé scientifiquement, il semblerait que la zone réflexe envoie à l'organe un «signal» qui régularise son fonctionnement et déclenche les réactions nécessaires à une auto guérison.

Appliquer une huile essentielle sur la zone réflexe est un autre moyen d'envoyer ce signal à la partie du corps ou à la fonction déficiente. Les huiles essentielles pénètrent particulièrement bien par la plante des pieds très riche en capillaires sanguins et de là, se répandent dans tout l'organisme. Il est possible qu'elles se « dirigent » ensuite vers l'organe concerné. Mais l'expérience montre qu'elles agissent même à très faible dose. Cela tendrait plus à prouver qu'elle transmettent à l'organe une "information" comme le font les médicaments homéopathiques extrêmement dilués qui ne contiennent que des traces de plantes et qui ont pourtant une action physiologique.

Pratiquement, enduisez votre pouce d'un mélange d'une à deux gouttes d'huile essentielle conseillée pour l'organe déficient et massez la zone réflexe pendant quelques minutes juste à la limite de la sensibilité douloureuse. Par exemple, vous avez un mal de tête qui vous donne l'impression d'avoir le crâne pris dans un étau. Vous découvrez la zone de la vésicule bilaire sensible ainsi que le plexus solaire. Massez la vésicule bilaire sous la plante des pieds avec du Romarin, le plexus solaire avec de la Marjolaine et le gros orteil correspondant à la tête avec de la Lavande. Vous traiterez ainsi à la fois votre douleur et ses causes.

Mais restez dans le cadre d'une automédecine familiale. **Faîtes preuve de bon sens et acceptez vos limites**. La réflexologie plantaire est efficace pour les troubles fonctionnels à l'exclusion de toute atteinte lésionnelle. Toute technique thérapeutique demande une étude et une connaissance approfondie pour pouvoir être utilisée comme une technique de soins à part entière. Si vous soupçonnez un problème grave ou que vos douleurs persistent, consulter un professionnel de la santé.

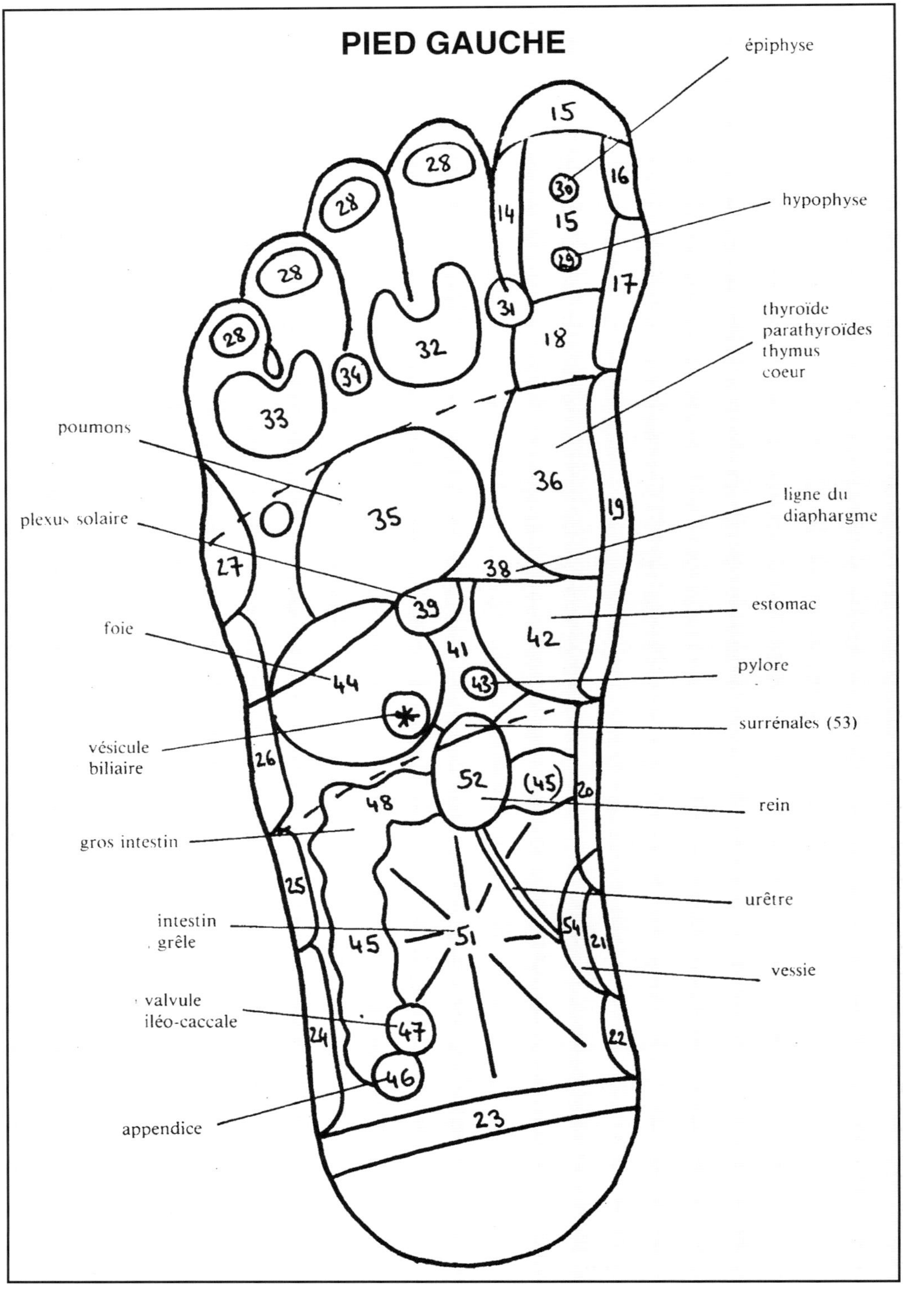
PIED GAUCHE
épiphyse
hypophyse
thyroïde
parathyroïdes
thymus
coeur
poumons
ligne du
diaphargme
plexus solaire
estomac
foie
pylore
surrénales (53)
vésicule
biliaire
rein
gros intestin
urêtre
intestin
grêle
vessie
valvule
iléo-caccale
appendice
15
16
28
14
30
15
29
17
31
32
18
33
34
35
36
19
27
38
39
41
42
44
43
26
52
(45)
20
48
25
54
21
51
45
47
22
24
46
23

PIED DROIT

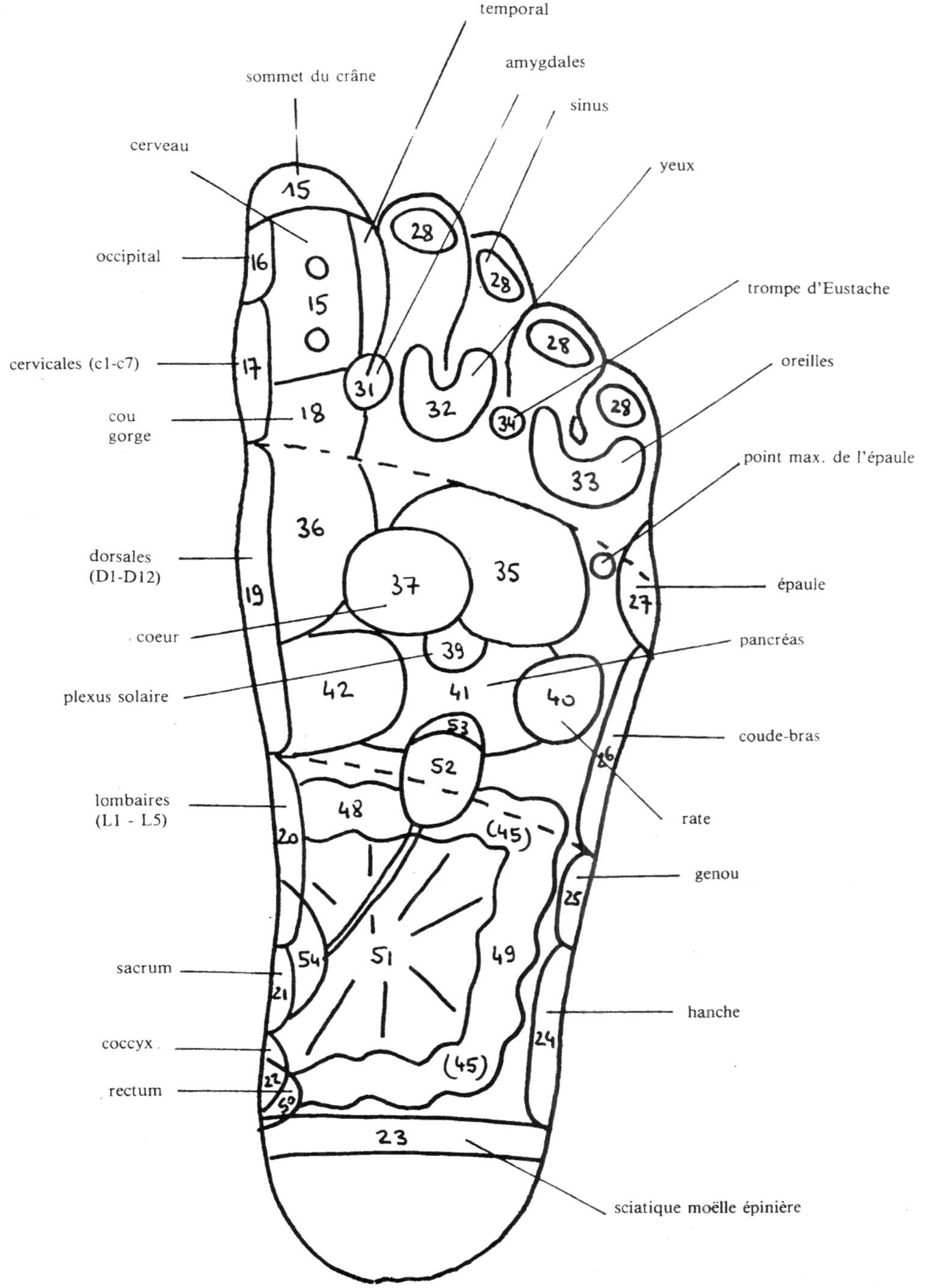
temporal
amygdales
sommet du crâne
sinus
cerveau
yeux
occipital
trompe d'Eustache
oreilles
cervicales (c1-c7)
cou
gorge
point max. de l'épaule
dorsales
(D1-D12)
épaule
coeur
pancréas
plexus solaire
coude-bras
lombaires
(L1 - L5)
rate
genou
sacrum
hanche
coccyx
rectum
sciatique moëlle épinière
15
16
17
18
19
20
21
22
23
24
25
26
27
28
31
32
33
34
35
36
37
39
40
41
42
45
48
49
50
51
52
53
54

ZONES DORSALES

(Toutes les zones ne sont pas représentées sur les 2 pieds)

PIED GAUCHE

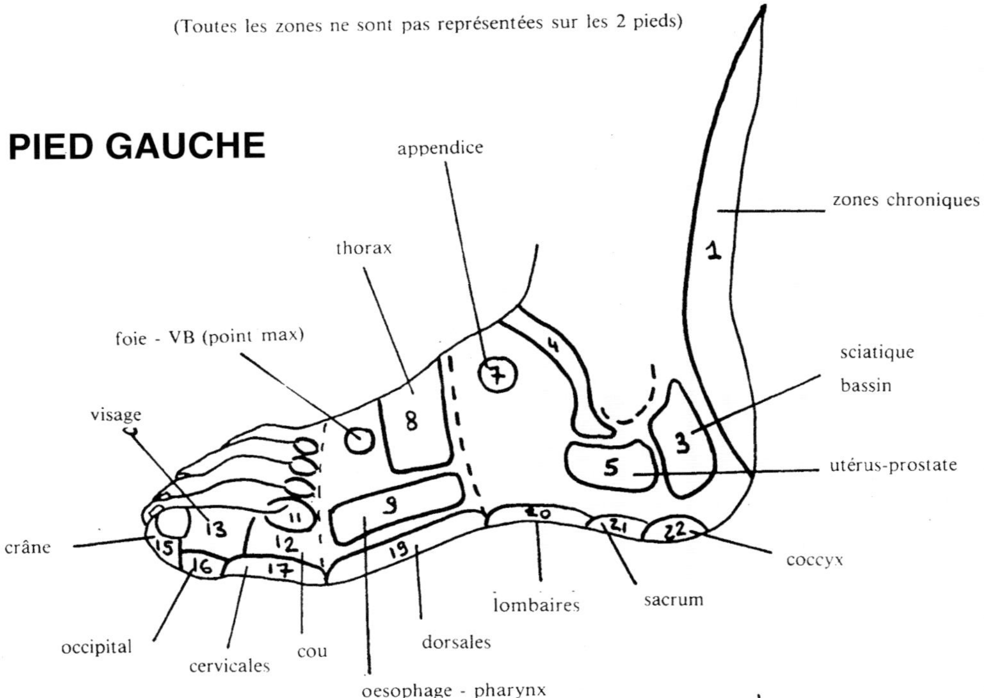

PIED DROIT

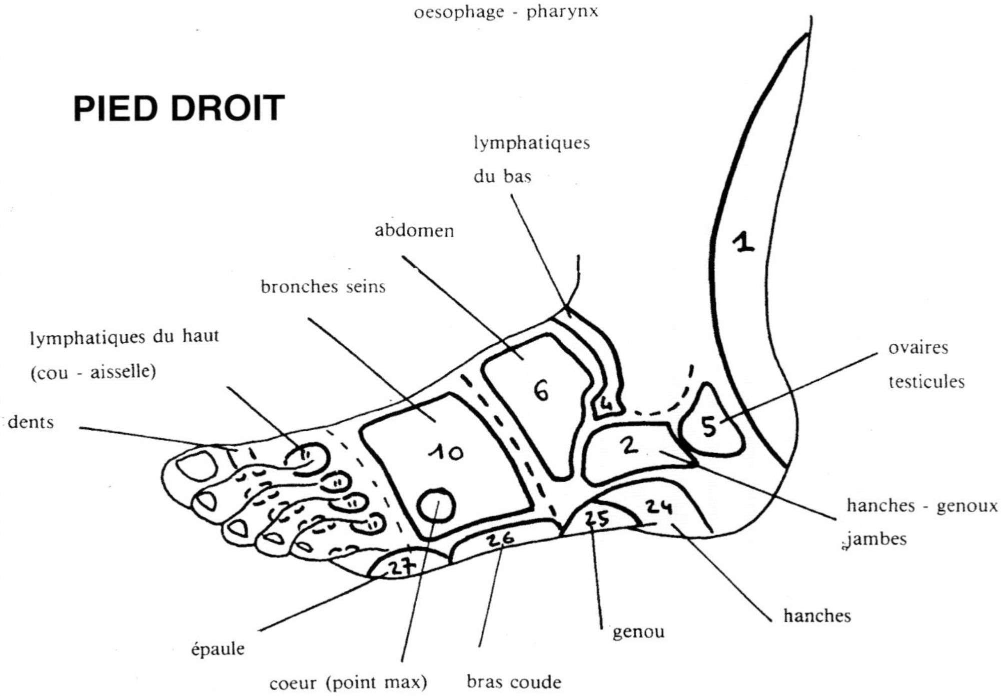

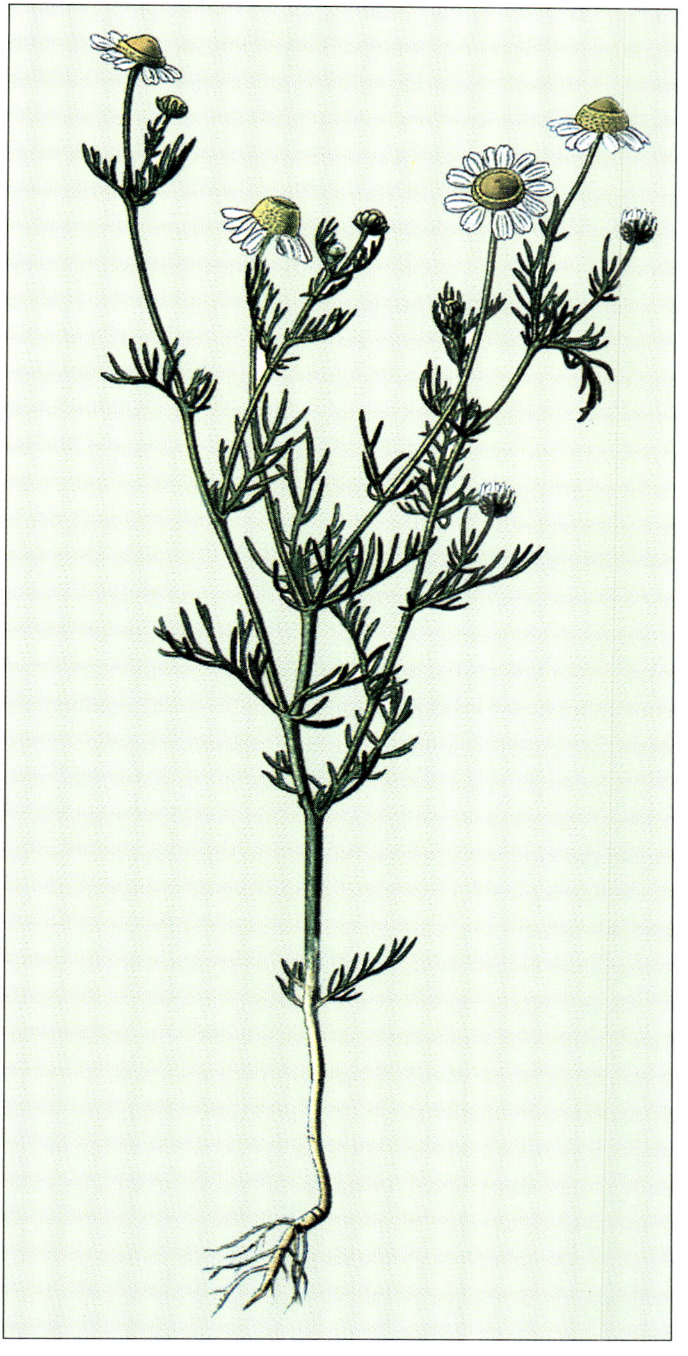

La Camomille aux multiples bienfaits est idéale pour les soins de la peau.

Chapitre VI

LA BEAUTE AU NATUREL HUILES ESSENTIELLES ET COSMÉTIQUE

Les bains aromatiques

En Égypte et jusqu'en Inde, les anciens pratiquaient des ablutions rituelles élaborées, successions de bains chauds et froids suivis de massages aromatiques. Au début du siècle le célèbre Abbé Kneipp soignait toutes sortes de maladies avec des bains et des ablutions aux plantes.

Les huiles essentielles et les bains agissent en synergie. Mieux, les huiles essentielles amplifient le plaisir du bain et, pour citer Robert Tisserand : « Si elles flattent le nez, elles flattent également l'esprit, elles agissent alors physiologiquement sur le système nerveux et l'ensemble du corps. » Toutes les huiles essentielles citées dans le chapitre V pour les frictions peuvent être utilisées avec des effets comparables en bains. Vous obtiendrez en particulier de bons résultats dans le soulagement des douleurs articulaires, la relaxation musculaire et nerveuse, l'amélioration de la circulation sanguine et l'amincissement.

Les huiles essentielles ne se mélangeant pas à l'eau, il faut les diluer dans une base moussante (savon liquide) afin de la verser dans le bain. Il est aussi simplement possible de les mélanger à une tasse de lait entier, à de la poudre de lait ou à un jaune d'œuf cru avant de les incorporer à l'eau. Compte tenu de la dilution dans une quantité d'eau importante, les huiles essentielles ne pourront vraiment avoir un effet thérapeutique que si vous en utilisez au moins 2 ml soit environ 80 gouttes pour une grande baignoire pleine.

Regardez la plupart des produits pour le bain vendus dans le commerce : ils ne contiennent dans le meilleur des cas que 5 % d'huiles essentielles soit 0,5 ml pour un bain, souvent moins, sans parler des bains moussants parfumés artificiellement. Une dose moindre ne vous laisse que le plaisir du parfum. Pensez à réduire les doses pour les enfants comme nous l'avons déjà indiqué. Vous trouverez aussi en pharmacie un dispersant non alcoolisé, le Labrafil, ou encore le Disper, exempt de tout détergent synthétique, qui favoriseront une dilution parfaite dans l'eau.

Voici quelques indications des huiles essentielles les plus couramment employées pour le bain :

- **Lavande** : calmant nerveux, sans danger pour les enfants.
- **Romarin** : tonique, antalgique.
- **Citron** : pour la peau, sans danger pour les enfants.
- **Cyprès** : pour la circulation sanguine veineuse.
- **Genièvre** : contre les rhumatismes
- **Géranium** : pour la peau
- **Orange** : anti-stress, pour la peau
- **Pin** : fortifiant
- **Sauge** : antalgique, sudorifique
- **Palmarosa** : pour la peau
- **Santal** : pour la circulation sanguine
- **Ylang-ylang** : pour la peau, aphrodisiaque

N'hésitez pas à saler votre bain avec du sel gris non raffiné pour lui donner les propriétés de l'eau de mer et combinez l'action des huiles essentielles avec celle de produits naturels à base d'algues marines (diluez les par exemple dans de la poudre d'algues) qui les complètent par leur pouvoir reminéralisant. Vous profiterez ainsi des bienfaits d'une balnéothérapie à domicile.

LES HUILES COSMÉTIQUES

Jojoba, Onagre, Avocat, Calendula, Bourrache, Aloès

Pour diluer les huiles essentielles pour les soins de la peau, vous pouvez utiliser des huiles plus spécifiques que les huiles végétales courantes que nous avons décrites aux chapitre V. Ces huiles pour la cosmétique sont issues de recherches récentes même si les plantes dont elles proviennent étaient déjà connues à des époques reculées dans d'autres régions du globe.

***L'huile de Jojoba** : extrêmement nourrissante, elle redonne à la peau son élasticité en combattant le dessèchement et en régénérant les tissus. Indiquée pour les peaux sèches, fatiguées, ridées.*

***L'huile d'Onagre** : elle rétablit l'équilibre de la peau et la régénère. On peut l'utiliser comme antirides. Pour l'usage externe, la diluer à 10 % dans une autre huile végétale. Les anglo-saxons la nomment "Evening Star " (l'étoile du soir).*

***L'huile d'Avocat** : très douce à l'image de la pulpe du fruit, l'huile d'avocat est plus particulièrement indiquées pour les peaux délicates.*

***L'huile de Calendula :** Le Calendula, plus connu sous le nom de Souci, est réputé pour ses propriétés anti-inflammatoires. Il ne provoque pas de réactions allergiques. Conseillé pour les peaux irritées ainsi que pour les bébés.*

***L'huile de Bourrache** : elle permet de lutter contre le dessèchement de la peau et freine son vieillissement. Elle est recommandée pour les peaux sèches, le traitement des vergetures et la prévention des rides. La diluer à 10 % dans une autre huile végétale.*

***L'huile d'Aloès** : cette huile riche en principes actifs est en elle-même un soin de la peau. Elle joue également un rôle protecteur contre les agressions externes et le soleil.*

Le bain de pieds, cher à nos grands-mères, est malheureusement passé de mode. Dommage ! Car il défatigue instantanément, soulage les jambes lourdes et régularise la transpiration. Dix à vingt gouttes des huiles essentielles suivantes, au choix ou en mélange : Lavande, Sauge, Cyprès, Marjolaine, Romarin.

L'enveloppement aromatique est une autre façon de profiter des effets des huiles essentielles : Étalez une couverture sur un lit ou un tapis. Recouvrez-la d'une feuille plastique puis disposez par dessus une grande serviette éponge. Dans un vaporisateur ou spray, mélangez dix à quinze gouttes d'huiles essentielles à environ 30 cl d'eau chaude. Agitez énergétiquement et vaporisez immédiatement sur la serviette en remuant le mélange. Enroulez-vous dans la serviette, puis dans le plastique et la couverture. Détendez-vous, respirez tranquillement et appréciez. Vous aurez pris soin de vous installer dans une pièce tranquille avec une lumière douce et un fond de musique douce.

Les crèmes et lotions pour le corps

Dans la Bible comme dans les contes orientaux, de nombreuses histoires exaltent le troublant parfum des onguents et des crèmes parfumées. Marie-Madeleine massa les pieds du Christ avec un onguent précieux et certaines mauvaises langues affirment que le pouvoir de séduction de Cléopâtre résidait plus dans ses potions secrètes que dans sa beauté.

De nos jours, nombreux sont les produits de beauté qui ne contiennent qu'une quantité insuffisante de substances présentées comme des principes actifs nouveaux qui vous garantiront une beauté et une jeunesse éternelles. Leur efficacité ne tient souvent qu'à leur formule de base, nourrissante et protectrice de la peau et qui reste la même au fil des ans. De plus, la formule de ces produits montre souvent des composants synthétiques à base d'hydrocarbures.

Pour le corps, utilisez les compositions que nous vous avons proposées pour les frictions ou ajoutez à votre lait corporel habituel (dans les mêmes proportions que pour les huiles de friction) des huiles essentielles régénatrices de la peau comme le Géranium, le Bois de Rose, la Lavande, l'Ylang-Ylang ainsi que quelques gouttes de Sauge pour fixer le parfum.

Si vous n'aimez pas l'huile, vous pouvez facilement **composer vous-même votre lotion corporelle** en incorporant un mélange d'huiles essentielles dilué dans un dispersant (Labrafil ou Disper mentionnés plus haut) puis dans une eau florale : eau de Rose, de fleurs d'Oranger, de Bleuet, de Camomille, de Tilleul, d'Hamamélis.....

Faire sa propre crème est déjà un peu plus difficile. Vous devez disposer des ingrédients suivants : un solidifiant (lanoline ou cire d'abeilles), une huile végétale (amande douce, avocat, olive, etc...) et de l'eau distillée ou une eau florale. Faire fondre 30 g de cire d'abeilles au bain-marie puis incorporez doucement 100 g d'huile et 50 g d'eau en remuant constamment «selon le principe de la mayonnaise». Laissez le mélange refroidir jusqu'à ce que le mélange commence à se solidifier. Ajoutez alors 10 g d'huiles essentielles et mélangez. Conservez dans un récipient hermétique au réfrigérateur.

Les soins du visage

En application sur la peau, les huiles essentielles régularisent l'activité des capillaires et restaurent la vitalité des tissus. Selon Marguerite Maury dans "The secret of life and youth", les huiles essentielles sont des agents naturels de rajeunissement Elles facilitent l'élimination des cellules mortes et la régénération de nouvelles cellules. C'est leur pouvoir cytophylactique.

Commencez votre soin du visage par un massage léger du visage et du cou pour activer la circulation dans les capillaires et ouvrir les pores. Nettoyez ensuite votre peau avec une lotion, un bain de vapeur, des compresses ou un masque. Les personnes ayant une peau sujette à la couperose éviteront les bains de vapeur ou les masques car ceux-ci risquent d'accroître la rupture des capillaires.

Ensuite, pour resserrer les pores, utilisez des compresses d'huiles essentielles diluées de Cyprès, Genièvre ou Bergamote. Protégez votre peau avec une crème naturelle légère ou du gel d'Aloès Vera, par exemple.

N'appliquez jamais d'huiles essentielles non diluées sur la peau et évitez totalement les yeux. Pour ceux-ci servez-vous uniquement d'eau florale.

Les lotions pour le visage : Le nettoyage du visage est essentiel. La cosmétique actuelle insiste pour apporter à la peau des substances actives, oubliant que celle-ci dispose comme tous les autres tissus du corps de mécanismes naturels de défense et d'auto-régénération. Ces produits encrassent souvent, à long terme, la peau et lui ôtent ses capacités naturelles régénératrices au lieu de les renforcer. Vous trouverez en encart l'exemple d'un produit naturel de soin de la peau, le Kymyl, à base de plantes et d'huiles essentielles, conçu pour nettoyer la peau et stimuler sa vitalité naturelle.

Sinon, rien de plus facile que de préparer vous-même votre lotion : prenez une eau florale et ajoutez-y quelques gouttes d'huiles essentielles (1 %) diluées dans un dispersant.

Voici des indications d'eaux florales et d'huiles essentielles à employer pour une lotion ou un masque :

Toutes peaux : Eau de fleurs d'Oranger avec huile essentielle de Citron.
Peaux sèches : Eau florale de Rose avec huile essentielle de Palmorosa.
Peaux normales : Eau de Lavande avec huile essentielle d'Ylang-ylang.
Peaux grasses : Eau de Romarin avec huile essentielle de Géranium.
Peaux couperosées : Eau d'Hamamélis avec huile essentielle de Sauge
Peaux sensibles : Eau de Camomille avec huile essentielle de Rose
Peaux irritées : Eau de Tilleul ou de Bleuet avec huile essentielle de Lavande
Peaux ridées : Eau de Rose avec huile essentielle de Romarin
Acné : Eau de Camomille avec huile essentielle de Cajeput
Eczéma : Eau de Tilleul avec huile essentielle de Cèdre

UN EXEMPLE DE COSMÉTIQUE NATUREL : LE KYMYL

Le soin sur-actif Jacquelain KYMYL est un produit cosmétique dont ***les principes actifs sont 100 % végétaux*** *et qui est garanti sans alcool, ni colorant. Il se présente sous la forme d'une émulsion colloïdale, mélange d'une phase aqueuse et d'une phase huileuse. Cette émulsion, réalisée par un procédé exclusif donne une composition d'un blanc nacré, au parfum délicatement balsamique. Sa fluidité est proche de celle de l'eau, sa pénétration cutanée est rapide et il ne graisse absolument pas la peau.*

Une vingtaine d'huiles essentielles dont la Lavande et le Thym entrent dans sa composition. Elles lui donnent son pouvoir hautement purifiant ainsi que ses propriétés anti-inflammatoires qui en font le produit idéal de nettoyage de la peau. Le caractère antiseptique des huiles essentielles permet d'éviter l'emploi de conservateurs de synthèse.

Kymyl contient aussi des macéras huileux qui complètent les huiles essentielles en apportant des molécules à haute masse qui ne peuvent franchir la barrière de la distillation comme les caroténoides riches en vitamine A naturelle. Celle-ci participe au maintien de l'intégrité de la peau et donne au Kymyl ses propriétés rééquilibrantes.

Neuf extraits hydroglycoliques sont solubilisés dans la phase aqueuse et apportent une grande variété de principes actifs absents des huiles essentielles et des macéras huileux. Leur action est essentiellement restructurante : La vitamine P des flavonoïdes du Citron lutte contre la fragilité capillaire, les tanins rééquilibrent les phénomènes de vaso-constriction, le silicium de la Prêle renforce les fibres de collagène....

La mise en synergie de tous ces principes actifs d'origine végétale font du KYMYL un produit complet de soin de la peau, *original et sans équivalent. Il représente le modèle du produit de cosmétique naturel, efficace, agréable à utiliser, sans contre-indications car il rééquilibre tous les types de peaux.*

Pour la petite histoire, le premier produit KYMYL fut vendu dans les années cinquante avec succès comme un produit de soin de l'eczéma. Ce fut l'un des premiers produits de soins modernes à base d'huiles essentielles. Depuis la loi qui réglemente la vente des produits cosmétiques, le Kymyl dont la formule s'est constamment améliorée est devenu le soin idéal de la peau. Commercialisé par l'Institut Méditerranéen de Recherche, 1 Rue Copernic, ZI Nord, 13200 ARLES, tél. : 04 90 49 92 00.

Les bains de vapeur du visage et les compresses faciales : Les bains de vapeur servent à un nettoyage en profondeur de la peau. Utilisez un «vapomasque» ou procédez comme pour les fumigations : versez cinq à dix gouttes d'huiles essentielles dans une casserole d'eau chaude. Penchez-vous au-dessus et couvrez-vous la tête d'une grande serviette. Laissez la vapeur et les huiles essentielles ouvrir les pores pendant 5 à 10 minutes.

Pour les compresses faciales, mélangez cinq gouttes d'huiles essentielles dans un bol d'eau chaude avec du dispersant. Imbibez-en un coton ou une compresse et appliquez sur le visage durant 5 minutes. Renouvelez l'application trois fois.

Huiles essentielles conseillées pour les bains de vapeur ou les compresses :

Pour toutes les peaux : Géranium, Lavande, Citron, Ylang-ylang.
Pour les peaux sèches : Menthe, Romarin, Rose, Palmarosa, Sauge.
Pour les peaux grasses : Cèdre, Basilic, Cyprès.
Pour les peaux sensibles, irritées : Camomille, Rose, Lavande.
Pour les peaux acnéiques : Thym, Cajeput, Cèdre.
Pour les peaux ridées : Romarin, Bois de Rose
Pour les peaux congestionnées : Cyprès, Sauge.

Les masques : Les masques nettoient, nourrissent et revitalisent. Ils activent l'élimination des cellules et stimulent la circulation sanguine. Ils peuvent également être apaisants et hydratants. Vous pouvez vous confectionner un masque avec, comme ingrédients de base, de l'argile, des flocons d'avoine ou du miel. A cet ingrédient de base, vous ajouterez une huile végétale et quelques gouttes d'huile essentielle et, pour en amplifier les effets, des fruits ou des légumes choisis en fonction de votre peau.

Dans un bol, faîtes tremper 3 à 4 cuillerées à soupe d'argile dans de l'eau, ajoutez la pulpe ou le jus, suivant les cas, d'un fruit ou légume ainsi qu'une cuillerée à café d'huile d'olive pour éviter le dessèchement de la peau et 5 gouttes d'huile essentielle. Bien mélanger et complétez avec de l'eau florale ou de la tisane pour obtenir la consistance désirée. Appliquez du bout des doigts sur le visage et laissez sécher de 5 à 15 minutes en réhumidifiant le masque s'il vous « tire » trop la peau. Puis, nettoyez avec une éponge humidifiée à l'eau tiède. Enfin, appliquez une crème ou une huile.

Vous pouvez remplacer l'argile par des flocons d'avoine ou d'une autre céréale, surtout si vous avez la peau déjà sèche. Vous pouvez également vous servir de miel, mais alors n'utilisez pas d'eau. En fonction de votre type de peau, vous pourrez préférer une autre huile végétale à la place de l'huile d'olive. L'huile de germe de blé est parfaite pour les peaux atones, dévitalisées ou ridées.

Pour les peaux normales : pêche, abricot, pomme avec les huiles essentielles déjà citées.
Pour les peaux grasses : chou, concombre, poire, fraise avec les huiles essentielles déjà citées.
Pour les peaux sèches : melon, carotte, avocat avec les huiles essentielles déjà citées.
Pour les peaux acnéiques : Chou, raisin, levure avec les huiles essentielles déjà citées.

Les soins des cheveux

Huile parfumée : L'association Santal (10 gouttes) + Ylang-Ylang (40 gouttes) diluées 10 ml d'huile de germe de blé ou de jojoba constitue une merveilleuse huile parfumée qui gardera à votre chevelure tout son éclat.

Dans le shampooing : Les huiles essentielles peuvent s'incorporer dans des shampooings doux à raison de 10 ml d'huiles essentielles pour un flacon de 500 ml de shampooing. Laisser agir plusieurs minutes après avoir bien frictionné le cuir chevelu. Elles stimuleront la circulation superficielle, assainiront le cuir chevelu (pellicules) et ralentiront la perte des cheveux.

En soin : Utiliser les huiles essentielles ci-dessous pour composer une lotion en mélangeant dans 10 ml d'huiles essentielles dans 100 ml d'eau florale avec un dispersant. Dans les mêmes proportions avec de l'huile si vous préférez composer une huile de soin. Appliquez sur les cheveux, gardez plusieurs heures avant de faire un shampoing.

Rincez-vous avec une décoction de Bois de Panama, du vinaigre de Lavande ou avec une eau florale.

- **Cheveux normaux** : Lavande, Ylang-Ylang et Thym.
- **Cheveux gras** : Citron, Cèdre, Romarin. Vous pouvez aussi introduire ces huiles essentielles dans un mélange d'eau et d'argile et l'utiliser comme masque capillaire.
- **Cheveux secs et cassants** : Géranium et Sauge. Ajoutez un jaune d'œuf et de l'huile de germe de blé ou de jojoba.
- **Perte des cheveux** : Cèdre, Genièvre, Romarin, Sauge.
- **Pellicules** : Cèdre, Santal et Cade. Cette dernière huile essentielle à l'odeur de goudron s'emploie en petite quantité (1 goutte).

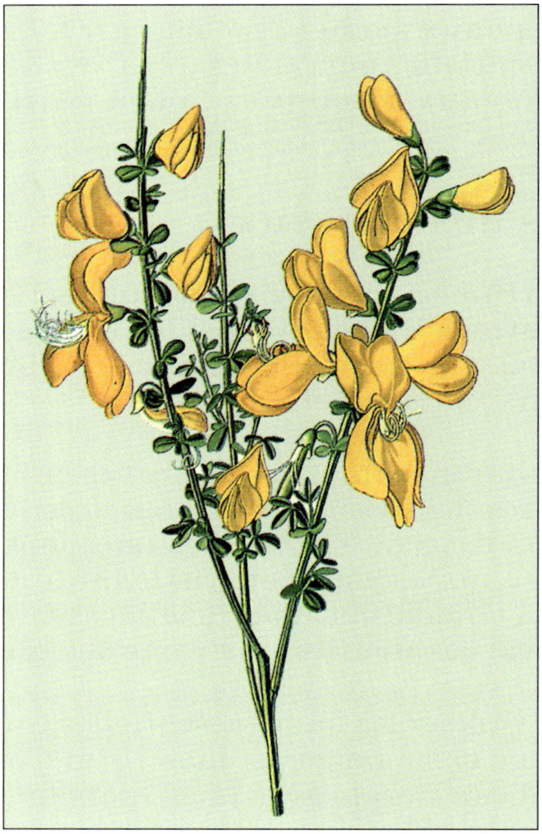

Le Genêt, dont on extrait un absolu pour la parfumerie, est un poison toxique.

Chapitre VII

A VUE DE NEZ ARÔMES ET PARFUMS

L'utilisation des fumigations aromatiques remonte à l'antiquité. Les prêtres, les sorciers, les guérisseurs de toutes traditions les ont largement employées au cours de leurs cérémonies ou pour limiter la propagation des infections en cas d'épidémies. Les Égyptiens du temps des pharaons brûlaient des parfums dans les temples mais aussi dans les rues. Il y a plus de deux mille ans, Hippocrate, père de la médecine, parvint à enrayer une épidémie de peste à Athènes en utilisant des fumigations aromatiques dans toute la ville. Au moyen âge, on brûlait du Pin ou d'autres bois odorants afin d'éloigner le diable et les parfumeurs étaient réputés échapper aux maladies.

De nos jours, la technologie nous évite les inconvénients de la fumée mais alimente toujours plus la pollution. La pollution de l'air, les additifs alimentaires et les procédés modernes de conservation, l'utilisation intensive des médicaments allopathiques, l'air conditionné privé des ions négatifs indispensables à la vitalité de l'organisme, le rayonnement nocif des appareils électriques et des écrans omniprésents affaiblissent nos défenses immunitaires. Des techno-maladies nouvelles et incompréhensibles se développent alors que nos organismes ont été affaiblis par le nuage de Tchernobyl. Les infections se transmettent de plus en plus facilement dans les bureaux, les locaux publics, les écoles et les crèches. Certaines maladies microbiennes que l'on croyait éradiquées réapparaissent. D'autres résistent de plus en plus aux antibiotiques qui les combattaient jadis efficacement.

Les huiles essentielles peuvent aider à lutter contre cet état de fait grâce à leur pouvoir antiseptique : **elles assainissent l'air ambiant et limitent la propagation des germes microbiens**. Jean VALNET, dans son ouvrage « Aromathérapie » rapporte leurs propriétés : « L'huile essentielle de Thym tue le colibacille en 2 à 8 minutes, le staphylocoque en 3 à 8 minutes, l'huile essentielle de Citron le staphylocoque en 5 minutes....Ainsi les huiles essentielles détruisent les germes microbiens et désinfectent l'air. Elles sont utilisées en vaporisation et en diffusion dans les locaux médicaux et paramédicaux, pour assainir l'air à titre préventif dans les maisons et les appartements, pour soigner les problèmes de bronches en inhalations, et en gargarismes pour les problèmes de gorge et d'angines. »

Le diffuseur d'arômes

Vous pouvez simplement laisser évaporer quelques gouttes d'huile essentielle dans un petit pot en terre, dans un humidificateur ou sur un bâton d'encens sur lequel vous les aurez déposées. Vous parfumez ainsi l'atmosphère mais vous profitez peu de leur action assainissante car les huiles essentielles perdent facilement leur propriétés à cause de la lumière et de la chaleur. Il a donc fallu mettre au point un moyen permettant de les vaporiser sans altérer leurs propriétés.

Cette exigence a conduit à la conception **des diffuseurs à brouillard sec**. Le diffuseur est un petit appareil astucieux constitué d'un moteur d'aquarium et d'une verrerie spécialement étudiée pour pulvériser un fin brouillard d'huiles essentielles à l'état pur dans l'air ambiant, sans chauffage, ni propulseur chimique. Ce brouillard est formé de minuscules gouttelettes, ionisées par frottement, qui restent en suspension dans l'atmosphère pendant plusieurs heures. Plus ce brouillard est fin, meilleurs sont les résultats obtenus.

Cette brume de micro-particules ionisées revitalise l'air grâce à son action antiseptique et désodorisante. L'oxydation des huiles essentielles provoque la formation à faible dose d'un ozone naturel qui se décompose en oxygène ionique. Ce processus, naturel dans les forêts et en bord de mer, ajoute son action purifiante et vivifiante aux bienfaits des huiles essentielles. **L'action désodorisante des huiles essentielles** est une conséquence de leurs propriétés antiseptiques : elles détruisent la cause des odeurs de cuisine, de tabac, etc..., ne se contentant pas de les recouvrir comme la plupart des désodorisants classiques. Leur extrême volatilité assure une diffusion rapide et efficace.

Le diffuseur d'arômes assure une réelle prévention contre les maladies contagieuses et permet d'enrayer les attaques du froid. Il élimine les poussières de l'air qui sont fixées par les huiles essentielles avant de retomber sur le sol. Tout l'organisme profite des propriétés spécifiques des huiles essentielles qui passent dans le sang au travers de la membrane pulmonaire. L'usage du diffuseur est particulièrement justifié pour les problèmes de bronches, de rhume, d'angines, pour les maux de gorge et autres affections rhino-pharyngées. Les diffuseurs devraient trouver naturellement leur place dans les locaux publics, les gymnases, les salles d'attente, les bureaux enfumés, les cabinets médicaux ou para-médicaux, les saunas ou les pièces où fonctionne l'air conditionné.

Les huiles essentielles en diffusion

L'usage des huiles essentielles en diffusion est sans inconvénient et sans contre-indication, à part pour les personnes asthmatiques ou allergiques, car la quantité d'huile absorbée est très faible. Il est cependant recommandé d'éviter leur emploi dans des pièces où séjournent des enfants de moins de 3 ans et de changer d'huile essentielle régulièrement pour éviter une désensibilisation de l'odorat.

Il existe une connexion évidente entre les centres psychiques et la respiration. La plupart des pratiques spirituelles et de nombreuses techniques de psychothérapie corporelle insistent sur ce point. La respiration favorise l'équilibre émotionnel, elle permet de retrouver calme mental et paix intérieure. Stimulant la vitalité du corps, elle génère la confiance, l'espoir et la joie. Plus subtilement, elle nous donne accès à notre intuition et elle stimule notre créativité.

La diffusion des huiles essentielles est une des façons d'expérimenter ces effets sur l'âme et l'esprit. Elle change l'atmosphère des lieux où vous vivez, les parfumant agréablement en rappelant naturellement l'ambiance de la nature. Le sens de l'odorat étant très subjectif, vous pouvez apprécier certaines odeurs et ne pas en aimer d'autres. Vous verrez que votre appréciation des odeurs dépend de votre humeur, de votre état de santé mais aussi de la saison, du temps ou du moment de la journée.

Lorsque vous pénétrez le monde des huiles essentielles, vous pouvez parfois être surpris ou dérouté par l'intensité de certaines odeurs. Après des années de négligence et d'abus de parfums synthétiques, vous pouvez ne plus être capable d'apprécier totalement la richesse des senteurs naturelles. Votre système olfactif va se rééduquer et se désintoxiquer. C'est exactement comme lorsque vous changez de nourriture, en choisissant des aliments sains et complets. Petit à petit, le monde des senteurs va s'ouvrir et s'éclaircir pour vous, vous rendant de plus en plus sensible aux ambiances des lieux et des personnes.

Quelques indications d'huiles essentielles pour la diffusion :

- **Calmantes** : Lavande, Marjolaine, Camomille
- **Stimulantes** : Pin, Menthe, Romarin, Sauge
- **Pulmonaires** : Eucalyptus, Lavande, Cajeput, Pin, Niaouli
- **Contre l'anxiété** : Orange, Petit Grain, Marjolaine, Bois de Rose
- **Purifiantes** : Lavande, Lemongrass, Citron, Pin, Géranium, Sapin
- **Pour la mémoire et l'activité intellectuelle** : Basilic, Genièvre

Vous trouverez dans le commerce différentes préparations synergiques spécialement étudiées pour la diffusion et l'agrément de leur parfum.

Inhalations

L'inhalation directe peut se faire avec un inhalateur (diffuseur muni d'un masque) en vapeur sèche ou humide, à froid ou à chaud. L'appareil ne doit pas chauffer les huiles essentielles — sinon elles perdent leurs propriétés — mais uniquement l'eau, la vapeur d'eau entraînant les huiles essentielles par contact. A la maison, vous pouvez procéder comme nos grands parents : faire bouillir de l'eau dans une casserole et ajouter ensuite les huiles essentielles. L'idéal est d'en déposer quelques gouttes dans une coupelle qui flotte à la surface.

Respirer profondément au-dessus de la casserole en se recouvrant la tête d'une serviette. Alterner une respiration d'huiles essentielles et une respiration à l'air libre si vous avez tendance à suffoquer. Pour un traitement efficace, compter de une à trois séances par jour pendant trois à dix minutes. **Pour les rhumes, sinusites, bronchites**,...avec du Pin, de l'Eucalyptus, du Niaouli,...mais aussi **pour vous détendre et mieux dormir** avec la Lavande, la Marjolaine, l'Orange.

Test allergique : les personnes souffrant d'asthme ou d'allergies doivent en principe s'abstenir de ce mode d'utilisation des huiles essentielles sans avoir consulté auparavant un spécialiste.

Dans le doute, faites le test suivant : inspirer légèrement une première fois et attendez une demi-heure. Si vous n'avez aucune réaction, inspirer durant trente secondes puis attendez à nouveau une demi-heure. Puis, toujours en l'absence de réaction, inspirer trois minutes et si, après une nouvelle demi-heure, tout va bien, vous pouvez certainement utiliser l'inhalation et la diffusion.

Le système olfactif

Pour mieux comprendre les bienfaits des huiles essentielles en diffusion et en inhalation, revenons sur le système olfactif. Celui-ci est une annexe du système respiratoire situé dans la partie la plus élevée des fosses nasales. La muqueuse olfactive, capable de recevoir les parfums, a une surface de 2 à 3 cm^2 comme le précise le Docteur Claude ROUSTAN, alors qu'elle s'étend sur 20 à 100 cm^2 chez le chien, manifestement plus doué que l'être humain en ce domaine. Elle comporte environ 25 millions de neuro-récepteurs dont la durée de vie est approximativement de 3 à 4 jours et qui sont les seules cellules nerveuses — avec les récepteurs gustatifs — à se renouveler constamment.

Ces neuro-récepteurs sont capables de dissoudre les infimes particules odorantes en suspension dans l'air inspiré et de les « analyser ». Le message est alors transmis à la partie la plus archaïque du cerveau que nous avons en commun avec tout les animaux. De là, l'information est relayée vers les autres couches cérébrales pour être intégrée dans l'ensemble de la perception d'une situation. Elle est alors jugée plus ou moins agréable, elle est mise en relation avec les réactions émotionnelles et comportementales du passé avant de conduire à une réaction impulsive ou à une décision.

Comme on le voit, humer une odeur touche la partie la plus profonde de notre subconscient tout en mobilisant toutes les fonctions cérébrales. Nous savons bien qu'il n'y a rien de tel qu'une odeur désagréable pour provoquer une réaction impulsive de dégoût ou de rejet. De plus, selon Michèle SANSON, l'information olfactive envoyée aux deux hémisphères cérébraux établit un "pont suspendu" entre la pensée logique, rationnelle et analytique du cerveau gauche d'une part et l'intuition analogique et symbolique du cerveau droit d'autre part.

La magie du parfum

Nous « répondons » à chaque parfum d'une manière totalement personnelle en entrant en résonance avec lui, corporellement, psychiquement et énergétiquement. Si nous l'apprécions, c'est qu'il répond à un besoin en nous, qu'il incarne une qualité d'énergie, une qualité d'être que nous allons incorporer en le respirant. **Le parfum est une nourriture subtile à la fois pour les organes du corps et pour les fonctions de l'âme** : « Toute séparation, toute peine, toute souffrance isole l'homme. Le recours au parfum rétablit les ponts et calme ainsi l'anxiété[1]. »

Notre corps exhale naturellement un parfum qui dépend de notre état de santé et de nos « humeurs ». Ce parfum nous enveloppe et conditionne en partie inconsciemment nos relations avec les autres. Dans l'ésotérisme, il reflète l'état de notre corps subtil — notre aura — et même notre degré d'élévation spirituelle. Ne parle-t-on pas d'« odeur de soufre » et d'« odeur de sainteté » ? Les parfums des huiles essentielles vont transformer et harmoniser notre odeur corporelle, rééquilibrant nos échanges avec ceux qui nous entourent. Ils valorisent notre rayonnement, attirent à nous « forces et personnes bénéfiques ».

Les femmes connaissent depuis toujours les vertus de séduction des parfums qui fera parfois dire aux hommes qu'ils se font « mener par le bout du nez » ! Les parfums synthétiques commerciaux servent souvent à développer une fallacieuse «image de marque » alors que les senteurs naturelles révélent et exaltent la beauté intérieure.“ Le parfum permet de réveiller nos forces endormies, forces fortes de toute chose, afin de mener notre quête intérieure, réveiller la belle qui sommeille en nous, faire de Cendrillon la Princesse[2]. ”.

Le roman de SUSKIN, « Le parfum », illustre merveilleusement ce pouvoir qu'à le parfum de nous atteindre au plus profond de nous, de faire émerger les tendances inconscientes les plus cachées qui sommeillent en chaque être.

Composer votre parfum

Composer un parfum est une aventure passionnante qui éveillera votre sens de l'odorat et vous ouvrira aux subtilités de la vie. La mise au point d'un grand parfum par un « nez » demande des années. Sa composition, qui contient toujours des huiles essentielles en même temps que d'autres substances minérales comme l'ambre ou animales comme le musc, restera jalousement secrète et protégée.

(1) (Dr Jean PRADO, Le fil d'Ariane des parfums, Éditions de Trigrame.)

(2) (Michelle SANSON, « Le parfum, mythe et réalité », Éditions du Verseau)

Vous pouvez composer votre parfum en diluant 1 à 5 ml (1 ml = environ 40 gouttes) d'un mélange d'huiles essentielles dans 50 ml d'alcool à 70 % que vous vous procurerez en pharmacie. Ne commencez pas avec un grand nombre d'huiles essentielles. Procéder par tâtonnements, goutte à goutte. Selon René A. Strassmann dans « Le livre des parfums », la composition du mélange à la base du parfum comporte toujours trois éléments :

- **le « fond »** est la base du parfum. C'est une huile essentielle ou un mélange stable, qui détermine la tonalité générale du parfum, sert de support aux deux autres composantes.
- **Le "tête"** a pour but d'attirer l'attention sur le parfum. C'est la première odeur caractéristique que l'on perçoit.
- **Le "cœur"** est l'odeur qui se dégage ensuite et qui révèle le secret du parfum. Il sert de lien entre le fond et la tête.

Entrent dans la composition des parfums à la fois des huiles essentielles mais aussi **des concrètes** et **des absolus** :

Les concrètes proviennent de l'extraction des substances parfumées d'une plante à l'aide d'un solvant comme le benzène, en particulier lorsque la plante ne supporte pas la chaleur de la distillation. En parfumerie, on extrait aussi des concrètes pour des plantes qui pourraient être distillées — la Sauge — pour de meilleurs rendements et une senteur plus marquée au détriment bien sûr des propriétés thérapeutiques de l'huile essentielle distillée à la vapeur d'eau.

Lorsque l'on dissout à nouveau un concret dans de l'éthanol pour une nouvelle extraction, on obtient alors un absolu, très visqueux, parfois presque solide dont on a éliminé toutes les substances volatiles.

Les résines, et plus particulièrement celles dont on ne peut extraire une huile essentielle, et l'ambre sont solubilisées dans de l'hexane pour que l'on puisse en extraire le parfum.

Concrètes et absolus ne doivent jamais être utilisées par voie interne et peuvent présenter des risques allergiques en usage cutanée à cause de la présence de traces des solvants utilisés (jusqu'à 2 %). La plupart ne doivent servir qu'à la fabrication de parfums et même là, des précautions sont à prendre car certains concrets sont extrêmement toxiques.

QUELQUES PARFUMS A COMPOSER VOUS-MÊMES

Voici quelques recettes faciles pour "exercer votre flair": (g = gouttes)

*- **"Senteurs"**: Violette (20 g.) + Citron (20 g.) + Iris (5 g.) + Rose (2 g.) + Lavande (3 g.)*

*- **"Eau de Rose "**: Gardénia (l0 g.) + Rose (l5 g.) + Néroli (5 g) + Basilic (2 g.) + Iris (3 g) + Géranium (2 g.) + Bois de Rose (3 g.)*

*- **"Repos "**: Néroli (l0 g.) + Iris (6 g.) + Lavande (2 g.) + Basilic (2 g.) + Rose (2 g.)*

*- **"Amour "**: Jasmin (l0 g.) + Menthe poivrée (6 g.) + Ylang-Ylang (3 g.) + Rose (3 g.) + Basilic (3 g.)*

*- **"Sérénité "**: Valériane (8 g.) + Angélique (8 g.) + Iris (8 g.) + Sauge (2 g.) + Santal (2 g.)*

*- **"Cool "**: Iris (l0 g.) + Néroli (7 g.) + Basilic (5 g.) + Sauge (5 g.) + Vanille (5 g.) + Rose (2 g.)*

*- **"Protection "**: Angélique (6 g.) + Valériane (6 g.) + Iris (2 g.) + Basilic (2 g.) + Nard (2 g.)*

*- **"Joie "**: Basilic (6 g.) + Rose (6 g.) + Iris (2 g.) + Jasmin (2 g.) + Sauge (2 g.)*

*- **"Évolution "**: Encens (6 g.) + Angélique (6 g.) + Sauge (6 g.) + Iris (6 g.) + Nard (2 g.)*

*- **"Ouverture "**: Lavande (6 g.) + Citron (6 g.) + Sauge (2 g.) + Rose (2 g.) + Encens (2 g.)*

*- **"Harmonie "**: Basilic (6 g.) + Ambrette (6 g.) + Iris (6 g.) + Jasmin (6 g.) + Sauge (2 g.)*

- ***"Féminin "**: Jasmin ou Vanille (6 g.) + Ylang-Ylang (6 g.) + Rose (4 g.) + Iris (4 g.) + Sauge (2 g) + Santal (2 g.)*

- ***"Masculin "**: Santal (6 g.) + Cardamone ou Rose (6 g.) + Basilic (4 g.) + Pin (4 g.) + Iris (4 g.) + Gardénia (2 g.)*

- ***"Maternité "**: Jasmin (6 g.) + Iris (4 g.) + Rose (2 g.) + Violette (2 g.) + Nard (2 g.)*

- ***"Enfance"**: Jasmin (2 g.) + Iris (2 g.) + Violette (2 g) + Nard (2 g.)*

- ***Avec uniquement des huiles aromathérapeutiques** :*

- ***"Fraîcheur"** : Lavande (10 g.) + Citron (10 g.) + Bergamotte (5 g.) + Cèdre (5 g.) + Menthe (5 g.) + Eucalyptus (5 g.) + Basilic (5 g.).*

- ***"Orient"** : Santal (10 g.) + Cèdre (5 g.) + Sauge (5 g.) + Citron (3 g.) + Girofle (1 g.) + Coriandre (2 g.).*

- ***"Jeunesse"** : Romarin (5 g.) + Lavande (5 g.) + Citron (5 g.) + Orange (1 g.) + Menthe Poivrée (1 g.).*

- ***"Vitalité"** : Citron (10 g.) + Orange (5 g.) + Romarin (5 g.) + Menthe Poivrée (3 g.) + Rose (1 g.).*

- ***"Sensation"** : Pin (15 g.) + Santal (5 g.) + Myte (3 g.) + Origan (1 g.) + Rose (1 g.).*

LA PYRAMIDE DES ODEURS

Voici un classement des huiles essentielles et concrets en fonction de l'action de leur parfum :

***Huiles de tête** : Pin, Eucalyptus, Orange, Sapin, Citron, Laurier, Coriandre, Verveine des Indes, Gingembre, Genièvre, Romarin, Camphre, Menthe, Myrte,Estragon, Thym, Bergamote,Rose.*

Leur parfum est léger, aérien et s'évapore rapidement. Il dégage la tête.

***Huiles de cœur** : Hysope, Fenouil, Sauge, Camomille, Géranium, Achillée Bigarade, Néroli, Mélisse, Lavande, Muscade, Marjolaine, Basilic, Origan, Œillet, Cumin, Girofle, Cyprès.*

Elles dégagent un parfum plutôt fleuri qui fait lien et s'adresse au cœur.

***Huiles de fond** : Cèdre, Narcisse, Vanille, Ylang-Ylang, Vétiver, Tubéreuse, Violette, Iris, Nard, Mimosa, Benjoin, Ciste, Jasmin, Angélique, Myrrhe, Encens, Tolu, Cannelle, Styrax, Imortelle, Santal, Patchouly.*

Leur parfum, très prenant, s'évapore lentement et ramène à la terre.

Voici quelques concrets et/ou absolus que vous pouvez utiliser :

Le Mimosa (Acacia dealbata), l'Acacia (Acacia farnesiana), la Jacinthe (Hyacenthus orientalis, Scilla nutans), le Jasmin (Jasminum officinalis), le Souci (Calendula officinalis), la Vanille (Vanilla planifolia, fragans), la Violette (Viola odorata), la Mousse de chêne (Evernia prunasti), qui peuvent aussi sans risque parfumer une huile de massage ou une lotion pour le corps.

Vous devez éviter :

Le Gardénia et la Tubéreuse (pratiquement toujours des imitations synthétiques), le Genêt, le Narcisse ainsi que d'autres moins connus comme le Calamus (Acorus calamus, calamus aromatica), le Buchu (Agosthosmo betulina, barosma betulina), le Mélilot (Mélitus officinalis),.....

Le Narcisse (Narcissus poeticus), comme la plupart des bulbes de la même famille des Amaryllidacées, donne un absolu extrêmement dangereux à respirer qui provoque des maux de tête, des vomissements et peut même occasionner de graves troubles nerveux.

L'absolu de Genêt (Spartium junceum) est un poison violent qui attaque le cœur.

Certaines huiles essentielles, provenant essentiellement de fleurs, ne servent pratiquement qu'à la composition de parfums, même si elles ont quelques propriétés thérapeutiques sur le système nerveux et/ou la peau :

L'Hibiscus (Abelmoschus moschatus), l'Elémi (Canarium luzonicum), l'Iris (Iris pallida), le Styrax (Liquidambar orientalis, Balsam styracis), le Nard (Nardostachys jatamansi) ou la Valériane (Valériana officinalis, Valeriana fauriei), le Piment (Pimenta racemosa, Pimenta dioica), le Patchouli (Pogostemon cablin, Pogostemon patchouly), le Vétiver (Vetiveria Zizanioides, Andropogum muricatus). L'huile essentielle d'Aster ou Inulée (Inula Helenium, Helenium grandiflora, Aster officinalis) présente, elle, de grands risques allergiques.

Comme fond, choisissez par exemple l'une des substances indiquées dans la pyramide des odeurs : Santal, Jasmin, Vétiver ou bien de l'Ambre, ou du Musc (20 gouttes). Cela déterminera la tonalité générale de votre parfum. Pour faire des essais, préparer plusieurs exemplaires de ce fond.

Comme tête, prenez une ou plusieurs huiles essentielles plus « classiques » à la senteur caractéristique : Romarin, Verveine, Sauge, Citron, Rose....Ajoutez chaque huile essentielle goutte à goutte à votre fond en mélangeant à chaque fois (pas plus de 5 gouttes de chaque et pas plus de 20 gouttes au total).

Comme cœur, servez-vous de Camomille, Géranium, Lavande, Muscade, Girofle... N'utilisez qu'une à 5 gouttes de ces essences au risque de recouvrir les autres parfums.

L'Ylang-ylang, la Sauge, le Cèdre ont la propriété de "fixer" votre parfum c'est-à-dire d'en maintenir l'odeur.

Laissez-vous guider par votre intuition en découvrant les affinités entre les différentes odeurs qui vous permettront ensuite de les associer avec succès. En fonction de leur odeur et de leur origine, vous pouvez distinguer six familles dans les huiles essentielles correspondant à six notes parfumées :

- **la note boisée** : huiles essentielles issue du bois (exemple le Pin)
- **la note champêtre** : huiles essentielles issues des feuilles et rameaux (exemple la Marjolaine)
- **la note citronnée** : huiles essentielles d'agrumes (Citron)
- **la note florale** : huiles essentielles tirées des fleurs (Rose)
- **la note résineuse** : huiles essentielles de résines (Encens)
- **la note épicée** : huiles essentielles issues d'épices (Gingembre).

Dans chaque famille, les huiles essentielles s'associent bien ensemble. Elles se combinent également avec bonheur avec la famille qui la précède ou la suit.

Même si l'odorat est très subjectif et personnel, chaque senteur recèle un sens symbolique qui résonne en chacun de la même manière :

« La Rose est devenue le symbole de la fémininité épanouie, le Chèvrefeuille celui de la liberté. La Violette chantée par Goethe symbolise la douceur, le lourd Jasmin la volupté, mais aussi la sensualité, le si moderne Citron la fraîche jeunesse. L'huile de Cèdre apporte l'énergie de la vie, l'huile de Santal le mystère de l'orient et l'aiguille de Pin la santé rayonnante*. »

Eaux parfumées

La première eau parfumée fabriquée en occident, l'**aqua reginae Hungaricae**, le fut, selon René A. Straussman dans « Le livre du parfum », au quatorzième siècle pour la Reine Elisabeth de Hongrie qui en donna elle-même la composition :

Mettre macérer pendant six semaines au soleil 100 g de fleurs fraîches de Romarin et 100 gr de feuilles fraîches de Menthe poivrée. Filtrer puis ajouter 1 litre et demie d'eau de Rose ainsi que 5 gouttes d'huile essentielle de Romarin. Mélanger le tout à 1 litre et demie d'alcool. Particulièrement vivifiante, l'Eau Hongroise préserva si bien la jeunesse de la peau de la reine que le roi de Pologne en tomba amoureux alors qu'elle avait 72 ans (!).

Pour faire une eau parfumée, diluer le mélange d'huiles essentielles composé pour un parfum dans 150 ml d'alcool à 70° ou plus simplement dans de la vodka.

L'eau de Cologne, elle, fut mise au point en 1695 dans la ville du même nom par l'italien Giovanni Paolo Feminis — un nom prédestiné pour prendre soin de la beauté des femmes . Elle servit ensuite de base à la fabrication des eaux parfumées.

Verser 50 gouttes de l'huile essentielle de votre choix, de la Lavande par exemple ou un mélange, dans 50 ml d'alcool à 90 %. Ajouter 10 g de carbonate de calcium et dissoudre dans 1 litre d'eau distillée.

---

* F.C. Czygan "Huiles essentielles considérées historiquement, Ed. Wurzbourg.

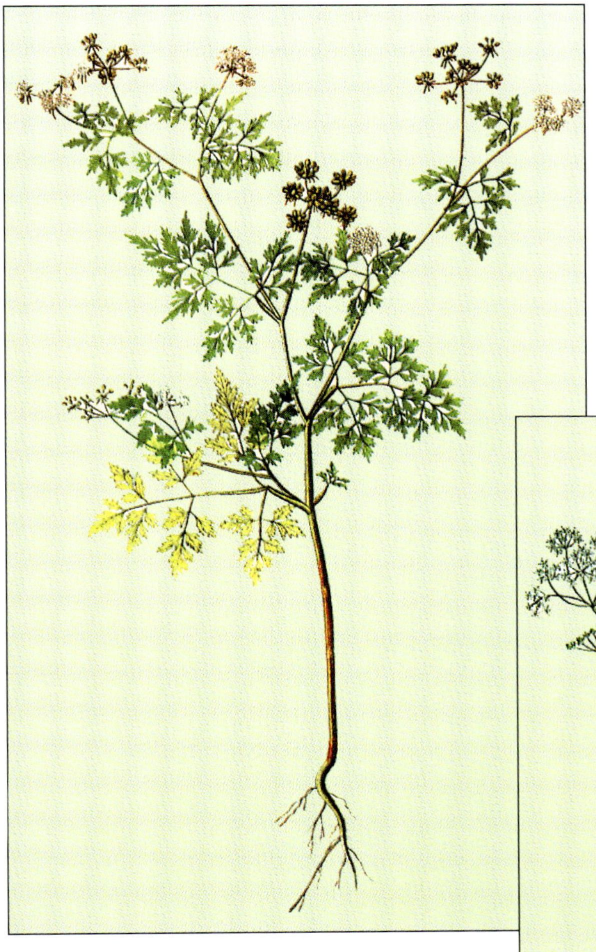

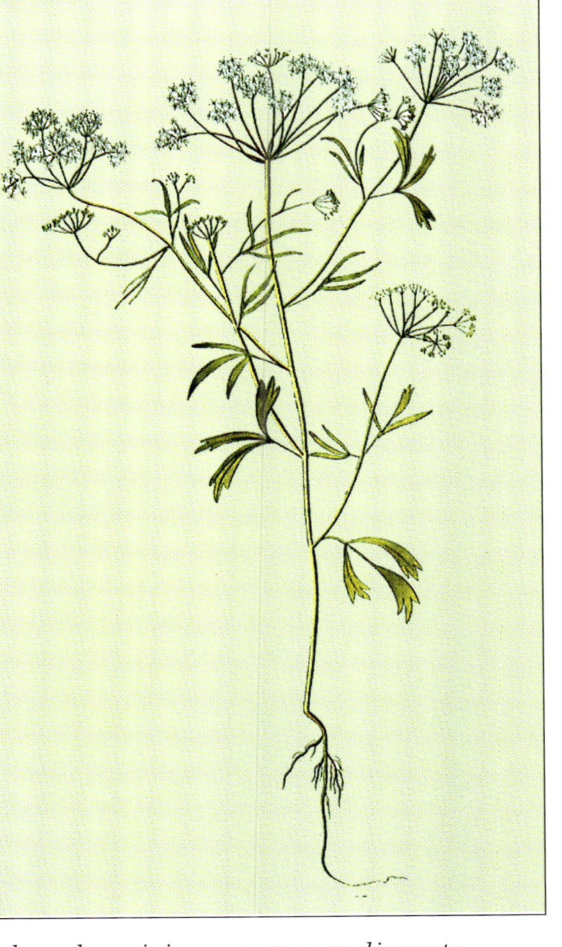

Anis et Coriandre, utilisés aussi dans la cuisine comme condiments, facilitent la digestion.

Chapitre VIII

DES PLANTES ET DES CARACTÈRES

Pour les Anciens, en orient comme en occident, l'être humain faisait partie de la nature : la maladie était l'expression d'une disharmonie avec le milieu naturel et l'environnement. Le christianisme a décidé d'installer l'homme au sommet de la création alors que les traditions dites plus primitives le rendaient sensible à l'influence des forces naturelles et l'intégraient au monde. Depuis Descartes, et sa phrase célèbre « je pense donc je suis » qui marque la naissance de la pensée scientifique, l'homme se considère comme une entité indépendante. Il a développé son pouvoir sur les éléments mais il y a perdu le sens de la communion avec la nature.

Ce changement de conception du monde s'est traduit dans le domaine de la santé. Descartes voyait le corps comme une « machine animée ». Le judéo-christianisme a longtemps considéré le corps comme dangereux, lieu de nos plus vils instincts, objet de honte et de répression. Nombreux sont ceux qui disent encore « j'ai un corps » plutôt que « je suis mon corps ». La médecine s'est développée en se spécialisant, en cherchant à traiter les organes indépendamment les uns des autres, à chercher des causes précises aux maladies alors qu'auparavant l'homme était considéré comme un tout, en interaction perpétuelle avec tout ce qui l'entoure.

Heureusement, les homéopathes sont revenus à la notion de terrain et l'importance des mécanismes immunitaires est chaque jour un peu plus démontrée. **La médecine psychosomatique et les psychothérapies corporelles ont mis en évidence l'influence des émotions et des comportements sur la santé**. Il n'y a de maladies que dans les livres. Dans la vie, il n'y a que des malades. Les médecines naturelles nous ont redonné le goût de remèdes qui activent les réactions naturelles d'autoguérison. Et nous revenons à l'humilité et la sagesse : « **Je soigne, mais c'est la nature qui guérit** » disait Ambroise Paré.

Nous devons reprendre la responsabilité de notre santé : elle dépend de la manière dont nous vivons, dont nous nous comportons, de ce que nous mangeons, de ce que nous exprimons, de ce que nous pensons. Le système de sécurité sociale montre ses limites quand il entraîne une surconsommation de soins et de recours au corps médical sans que la personne malade se pose des questions sur sa manière d'être et de réagir aux événements de la vie. Les tranquillisants et les anti-dépresseurs donnent l'illusion d'un fallacieux bien-être alors que les situations de souffrance intérieure qu'ils cachent devraient être affrontées et transformées. Ils minent à long terme la confiance en soi et occultent les changements qui seraient nécessaires, tant individuels que sur un plan social.

Le recours aux plantes, aux sels minéraux, aux vitamines naturelles, à l'acupuncture, à des techniques comme le yoga ou le qi-qong renforcent l'organisme, le rendant plus apte à gérer les multiples stress de la vie quotidienne. Les stages de développement personnel et les psychothérapies corporelles offrent à chacun la possibilité de se sentir mieux dans son corps. Elles nous apprenent à gérer nos émotions et redonnent plus de sens à la vie. L'aromathérapie s'intègre dans cette démarche globale de prise en charge de notre santé et de notre bien-être.

Vous pouvez utiliser les huiles essentielles pour soulager des symptômes douloureux. En même temps, elle contribueront à renforcer votre résistance à la maladie et à améliorer votre état général. Dans une perspective plus globale, **elles agissent également sur le psychisme et les émotions**, renforçant, adoucissant ou équilibrant certains traits du caractère. Elles permettent aussi de stimuler des qualités intérieures, de découvrir et de développer en soi des capacités insoupçonnées. Abordons cet aspect au travers des conceptions traditionnelles du monde en Occident et en Orient

La loi des similarités

Les Grecs de l'antiquité avaient une perspective d'explication globale de l'univers et de l'homme qui fut à l'origine de la médecine occidentale. Tout dans l'univers, la nature comme l'homme, est considéré comme étant la combinaison de quatre éléments fondamentaux, symboliques. Ils n'existent pas à l'état pur mais se retrouvent dans les formes, les fonctions, les manifestations de tout ce qui existe. Ce sont le **Feu**, la **Terre**, l'**Air** et l'**Eau**.

Cette conception est basée sur un principe analogique plutôt que sur une logique causale. Ce que les alchimistes, qui furent les premiers scientifiques, appelaient la « loi des similarités » ou encore la « théorie des signatures » permet d'en déduire un traitement : ils se demandaient quel est l'élément naturel, la plante par exemple, qui possède dans sa structure la qualité nécessaire pour rétablir la santé. Ils découvrirent ainsi de très nombreuses thérapeutiques vérifiées ensuite par la démarche scientifique moderne.

Prenons un exemple très simple de ce mode de pensée : les résineux comme le Pin ou le Sapin sont des arbres à feuilles persistantes qui résistent aux conditions de l'hiver. Leurs huiles essentielles seront donc bénéfiques pour traiter les affections dues au froid. Certaines plantes ont besoin de beaucoup de soleil. Elles contiendront plus de l'élément Feu et lutteront contre les déséquilibres de l'élément Eau (engorgements, gonflements, digestion lourde). C'est le cas du Thym.

La forme d'une plante, sa manière de pousser, de résister au climat, son odeur, la couleur de ses fleurs, son cycle dans l'année, etc. tout cela est l'expression d'une ou de plusieurs qualités intrinsèques dont on déduira ses vertus thérapeutiques. Les anthroposophes, disciples de Rudoph STEINER, ont largement développé cette théorie qui fut déjà auparavant celle de GOETHE. Très souvent l'étymologie du nom de la plante ou de vieilles expressions populaires font référence à ses qualités et à ses qualités curatives.

Les quatre tempéraments

Hippocrate, célèbre par son serment toujours à la base de l'éthique médicale, a défini quatre tempéraments repris par la médecine naturopathique. Nous sommes tous une combinaison plus ou moins marquée de ces différents tempéraments en relation avec les quatre éléments. Chaque tempérament à ses points faibles physiques, est prédisposé à certaines maladies ainsi qu'à des traits de caractère et à des manières de réagir typiques. Compenser les faiblesses de notre tempérament et équilibrer ses excès permet de garder une bonne santé, surtout quand nous avançons en âge, mais aussi de préserver notre équilibre intérieur.

Vous pouvez être très proche d'un seul tempérament ou découvrir que vous êtes plutôt la combinaison de deux, parfois de trois tempéraments. Vous constaterez en général facilement que l'un des tempéraments vous est vraiment étranger. Vous pourrez en déduire les huiles essentielles les plus indiquées pour équilibrer à titre préventif votre terrain et votre caractère.

Différentes appellations ont été utilisées pour caractériser les quatre tempéraments. Nous retiendrons les termes de **cérébral**, **musculaire**, **digestif** et **sanguin** et nous les présentons au masculin mais il est très facile de les étendre au genre féminin. Les tempéraments étant très utilisés dans la pratique homéopathique, nous indiquons pour chacun un remède homéopathique de base mais, bien entendu, seul un homéopathe confirmé pourra vous indiquer en fonction d'un diagnostic précis les dilutions homéopathiques qui vous correspondent exactement.

Le cérébral

Sa morphologie : Combinaison des éléments Feu + Terre, le cérébral est plutôt élancé et fluet. Son ossature est faible et il donne une impression de fragilité. Son visage à tendance triangulaire montre un front généralement haut avec une bouche et un menton petits. Sa peau pâle et fine a tendance se rider avec l'âge et ses cheveux à se dégarnir. Des gestes rapides mais pourtant habiles, une démarche fébrile font penser qu'il manque d'assurance.

Sa psychologie : Hypersensible et intériorisé, le cérébral réfléchit avant d'agir. Il cherche à pénétrer et à comprendre le sens des choses. Sa vie intérieure est riche et il s'oriente facilement vers la science ou la spiritualité. Imaginatif, subtil, individualiste, il est passionné par les idées nouvelles et sait bien écouter.

Son mode de vie : Bien qu'il aime la ville, il n'apprécie ni la foule, ni le bruit et a peu d'enthousiasme pour l'exercice physique. Son sommeil est léger et agité. Souvent frileux, facilement indisposé, il est sensible aux changements de temps et aux courants d'air. Il aime les excitants (café, thé) mais supporte mal l'alcool et le lait. Il mange peu et souvent.

Ses points faibles physiques : Hyperthyroïdien, il résiste mal à la fatigue et au stress et donc récupère difficilement. Les contrariétés perturbent sa digestion et bloquent ses mécanismes d'élimination. Il est facilement sujets aux spasmes, névralgies, allergies, palpitations cardiaques, affections respiratoires et psychosomatiques.

Ses points faibles psychologiques : Sa sensibilité le fait passer par des phases alternées d'excitation et de dépression qui mettent son entourage à l'épreuve. Rarement spontané, retenu, il est souvent mal l'aise en société et indécis dans l'action. Si on le dérange dans son monde, il s'énerve facilement, peut bouder et s'entêter comme les enfants.

Ses huiles essentielles : Marjolaine, Mauve, Basilic, Eucalyptus, Bouleau, Mélisse.

Nos conseils : Prendre des bains chauds, se relaxer par la respiration et la musique, faire du yoga, trouver un loisir manuel, prendre l'air de la montagne, consommer des jus et des soupes de légumes, de la levure et du germe de blé ainsi que des fruits secs.

Remède homéopathique de base : baryta carbonica.

Le sanguin

Sa morphologie : Eau + Air, de petite taille, il est cependant bien bâti malgré des formes générales arrondies. Sa cage thoracique est large et ses membres courts par rapport au tronc. Ses muscles toniques sont bien dessinés, sa peau est colorée, ses cheveux abondants et ondulés. Ses gestes vifs et rapides mais peu amples donnent une impression d'exubérance et d'agitation.

Sa psychologie : Il a le sang chaud. Spontané, enthousiaste, il sait apprécier les plaisirs de la vie avec bonne humeur et met de l'ambiance en société. Intéressé à tout, ouvert, généreux, il sait se faire aimer et oublie vite les coups de colère et les chagrins auxquels il est prédisposé.

Son mode de vie : Il aime le grand air, les voyages mais pas tellement le soleil qui le congestionne. Toujours en mouvement, il est capable de gros efforts mais peut manquer de résistance et de persévérance. Il invite facilement ses amis autour d'une bonne table avec des aliments riches, de l'alcool, de la viande et des féculents.

Ses points faibles physiques : Sujet aux excès qu'il croit pouvoir très bien supporter, il accumule les toxines. D'où une tendance à la congestion qui peut entraîner des affections cardiaques, circulatoires (par exemple varices, hémorroïdes) et respiratoires (sinusites) mais aussi un taux élevé d'urée et de l'arthrite.

Ses points faibles psychiques : Facilement excité, il est parfois désordonné et peut s'imposer sans s'en rendre compte. Son goût du contact et son besoin d'être admiré peuvent le rendre opportuniste et s'il dit toujours oui pour rendre service, vous l'attendrez peut-être en vain. Il vit dans l'excitation du moment.

Ses huiles essentielles : Lavande, Sauge, Camomille, Cannelle, Estragon, Orange.

Nos conseils : Se dépenser physiquement dans des sports collectifs, conquérir les "grands espaces" (escalade, voile, exploration....), récupérer dans un environnement calme, manger des crudités, boire des jus de fruits frais (agrumes, raisin), consommer de l'ail.

Remède homéopathique de base : sulfur et nux vomica.

LES QUATRE CONSTITUTIONS ORIENTALES

Les orientaux distinguent quatre constitutions faciles à mettre en relation avec les quatre tempéraments décrits plus auparavant : le Yin dilaté (digestif), le Yin contracté (cérébral), le Yang dilaté (sanguin), le Yang contracté (musculaire).

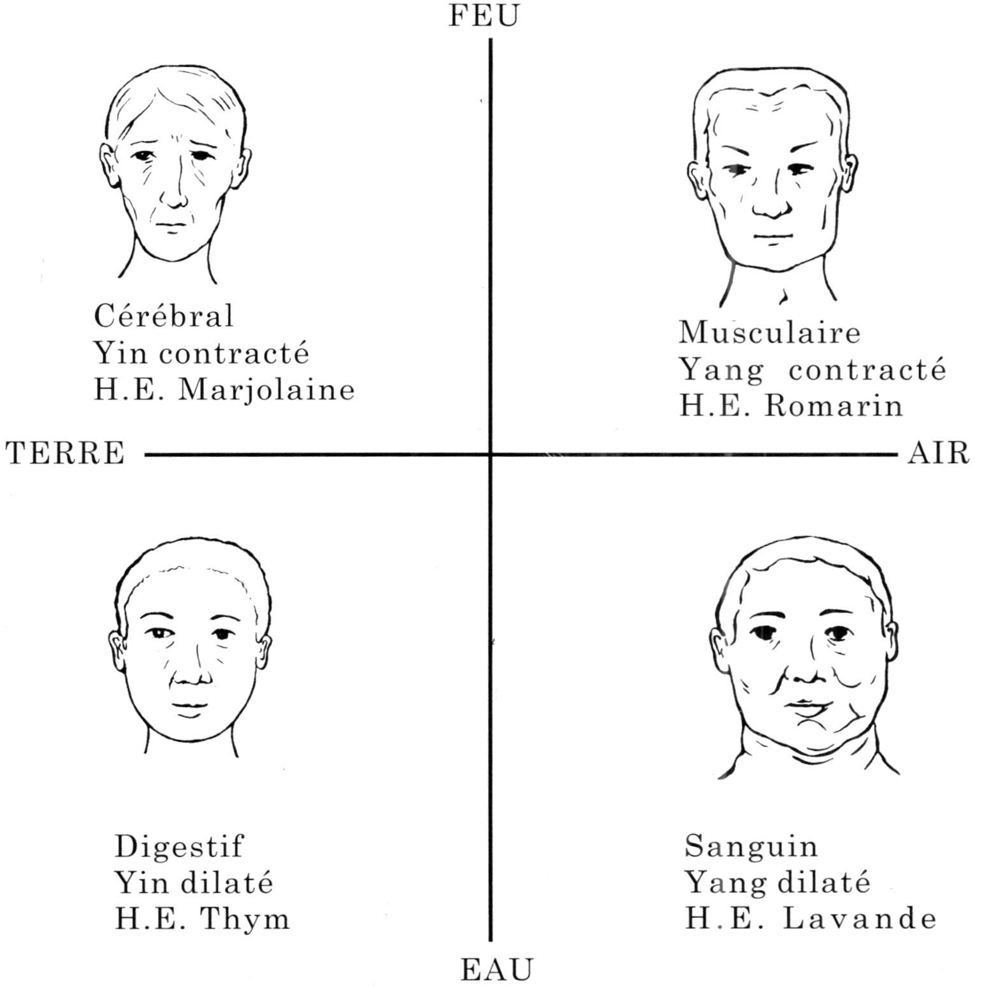

Le digestif

Sa morphologie : Terre + Eau, de petite taille, il se caractérise par la rondeur et le relâchement des formes corporelles. L'étage inférieur du corps prédomine, le visage est plutôt de forme ronde. Il a tendance s'empâter facilement. Sa peau est blanche, ses cheveux sont fins et mous. Avec ses gestes tranquilles et sa démarche lente à petits pas, il prend son temps.

Sa psychologie : Il a une tendance naturelle à arranger les choses avec un sens du social et de la diplomatie. Rassurant puisque "ce n'est pas si grave que cela", il a du bon sens et de l'intuition. Sa délicatesse dans l'intimité inspire confiance. Doux, aimable, il fait aussi preuve de patience et de précision.

Son mode de vie : C'est un sédentaire, au rythme lent qui aime se reposer et préfère la sieste à l'exercice physique. Attaché à son chez soi, il apprécie les climats doux et légèrement humides. Ses repas sont copieux, riches en plats cuisinés (œufs, fromages, viandes blanches) et il a besoin de boire beaucoup.

Ses points faibles physiques : Sa digestion lente le prédispose à l'auto-intoxication et la rétention d'eau, d'où souvent ses problèmes de poids. Il est aussi sujet aux troubles digestifs, aux inflammations du système lymphatique (œdèmes), aux angines et problèmes oculaires. Ses affections sont souvent durables et chroniques d'autant plus qu'il a tendance les croire inévitables.

Ses points faibles psychiques : Il n'aime pas les problèmes et cela peut l'amener à fuir ses responsabilités, à se laisser entraîner par les autres ou par les événements. Enclin à l'inertie, au fond très émotif, il est mélancolique et peut sombrer dans la dépression. Lent, il doit faire des efforts pour prendre des initiatives, et, bien sûr, il est gourmand.

Ses huiles essentielles : Thym, Sarriette, Girofle, Genièvre, Menthe, Laurier.

Nos conseils : Faire de la natation, de la marche, de la danse, du tai-chi-chuan, marcher en forêt, penser aux cures thermales, manger des légumes verts et du poisson, préférer les fruits rouges, relever la cuisine avec des aromates, consommer de l'oignon et des algues.

Remède homéopathique de base : calcarea carbonica

Le musculaire

Sa morphologie : Terre + Feu, il est assez grand, plutôt athlétique et donne une impression de stabilité. Son visage est plutôt carré ou rectangulaire, équilibré avec des traits bien dessinés. Sa peau, légèrement foncée brunit facilement et ses cheveux sont drus et épais. Des gestes francs et larges, sa démarche assurée et sportive caractérisent une personne active.

Sa psychologie : Il aime l'action, se sent infatigable et récupère vite. Énergique, il apprécie les choses bien faites et prend facilement des décisions. Franc, honnête, courageux, il a le sens du devoir et de l'organisation. Son intelligence logique et précise lui permet de résoudre les situations difficiles.

Son mode de vie : Les climats secs et sains lui conviennent parfaitement ainsi que les grands espaces. Il supporte mal les repas copieux et leur préfère des aliments consistants qui donnent de l'énergie pour agir et faire du sport. Il aime manger à heures régulières.

Ses points faibles physiques : Son insuffisance hépatique et son hyper-activité le prédispose à l'encrassement des articulations. Il devient facilement raide, sujet aux rhumatismes (arthrose), aux tensions des épaules et du cou et, plus que les autres, aux accidents corporels (entorses, fractures...) ainsi qu'à l'hypertension, à la colique et à la constipation.

Ses points faibles psychologiques : Il peut chercher à imposer ses idées sans écouter l'autre, devenant autoritaire. Sa difficulté à exprimer ses sentiments l'amène à rejeter ce qu'il ne comprend pas et le rend parfois dur. Quand il va mal, il devient irritable, méprisant et foncièrement pessimiste.

Ses huiles essentielles : Romarin, Citron, Ylang-ylang, Carotte, Pin, Muscade.

Nos conseils : Pratiquer un art martial, se détendre avant et après les repas, s'ouvrir aux manifestations de l'inconscient (rêves), boire des tisanes (aubépine, aubier de tilleul, etc.), manger des aliments riches en fibres, des salades vertes, des fruits crus et juteux, des carottes, du radis noir et des pruneaux.

Remède homéopathique de base : lycopodium.

Huiles essentielles et astrologie

On retrouve les quatre éléments dans la définition des signes astrologiques :

- le Bélier, le Lion et le Sagittaire sont Feu
- le Taureau, la Vierge et le Capricorne sont Terre
- les Gémeaux, la Balance et le Verseau sont Air
- le Cancer, le Scorpion et les Poissons sont Eau

Chaque signe astrologique est en relation avec une partie du corps ainsi qu'avec certaines fonctions organiques où se manifesteront plus spécifiquement des troubles de santé.

Les astrologues établissent une carte du ciel qui représente le potentiel d'un individu et donne des indications sur la façon dont il pourra développer ses différents traits de caractère. Dans ce thème, le signe — emplacement du soleil au moment de la naissance — n'est pas le seul élément à prendre en compte. L'emplacement des autres planètes et des divers éléments du thème ont aussi leur importance. De plus il est difficile de savoir à l'avance si une personne traduira ses contradictions intérieures concrètement dans son travail, sa vie familiale, ses relations ou si elle les somatisera sous la forme de symptômes corporels. Tout cela fait de l'astrologie médicale une science particulièrement complexe et délicate.

Cependant, on peut retenir pour chaque signe des huiles essentielles qui en compenseront les points faibles physiques :

- **Bélier** : Romarin, Sarriette, Thuya
- **Taureau** : Genièvre, Niaouli, Cyprès
- **Gémeaux** : Origan, Pin, Menthe
- **Cancer** : Basilic, Thym, Estragon
- **Lion** : Citron, Petit Grain, Lemongrass
- **Vierge** : Rose, Camomille, Cumin, Coriandre

- **Balance** : Bouleau, Genièvre, Fenouil
- **Scorpion** : Citron, Genièvre, Girofle
- **Sagittaire** : Romarin, Basilic, Bouleau
- **Capricorne** : Origan, Pin, Sassafras, Cèdre
- **Verseau** : Verveine, Cyprès, Camomille
- **Poisson** : Cyprès, Citron, Lemongrass.

La médecine chinoise

L'acupuncture a trouvé sa place en occident : ses effets thérapeutiques, en particulier sur les douleurs et les dysfonctionnements organiques sont désormais largement reconnus. Mais la médecine chinoise dispose également d'une pharmacopée très étendue à base de plantes, de sels minéraux et de produits animaux. Malheureusement, il reste difficile de se procurer ces médicaments de fabrication complexe mais très efficaces.

La médecine chinoise est basée sur une conception globale de l'être humain considéré comme un tout, physique et psychologique, en constante interaction avec son environnement. **Chaque patient est considéré comme un cas particulier** et la maladie a toujours pour cause première une mauvaise adaptation aux conditions extérieures. La médecine orientale privilégie la notion de terrain c'est-à-dire qu'elle considère que tout trouble de santé, même s'il est déclenché par une cause extérieure — changement de temps, microbe, comportement — trouve d'abord sa source dans l'affaiblissement des capacités de défense et de guérison du corps.

Yin et Yang

Les principes de base de la médecine orientale permettent de mieux comprendre comment s'installent les maladies et d'y réagir préventivement. Les orientaux présupposent l'existence d'une énergie universelle, **le Qi**, difficile à définir exactement mais qui est la base de l'univers et de l'être humain. Cette énergie se manifeste sous deux aspects du **Yin** et du **Yang**, complémentaires et antagonistes. **Yin**, tendance à l'expansion, à la dispersion, à l'inertie est traditionnellement relié à la nuit, au féminin, au froid, à l'humide, etc. **Yang**, tendance à la contraction, au plein, au mouvement est en relation avec le jour, le masculin, le chaud, le sec, etc.. En acupuncture Yin et Yang sont utilisés pour le diagnostic des différentes affections et pour en déduire les remèdes correspondants.

Yin et Yang peuvent aussi servir à caractériser le terrain, la morphologie, le caractère et les prédispositions aux maladies d'une personne :

- **les personnes à prédominance Yang** ont tendance à se scléroser, à devenir raides. Elles sont sujettes aux problèmes d'intoxication, d'encrassement, de douleurs articulaires, aux maux de dos et de tête, aux maladies psychiques.
- **les personnes à prédominance Yin** ont tendance à se congestionner, à perdre leur tonus. Elles souffrent de problèmes digestifs et circulatoires, aux douleurs des jambes et du ventre, de fatigue et d'épuisement.

Il est facile de constater que certaines huiles essentielles plutôt Yin conviendront aux personnes Yang et que d'autres plus Yang équilibreront les tempéraments Yin.

La Lavande est recommandée aux constitutions Yang : elle les adoucit et les calme, le Thym aux constitutions Yin : il les tonifie et les dynamise.

La loi des 5 "mouvements"

La loi des 5 éléments en acupuncture, ou mieux la loi des 5 mouvements pour éviter de les confondre avec les quatre éléments d'Hippocrate déjà évoqués, établit des correspondances entre le corps, le psychisme et l'environnement. Elle permet de comprendre la genèse des maladies. Ces cinq mouvements représentent cinq qualités d'énergie à l'œuvre dans l'être humain et dans le corps. Ils sont désignés symboliquement par : le **Bois**, le **Feu**, la **Terre**, le **Métal** et l'**Eau**. Vous trouverez les correspondances des cinq mouvements résumées dans le tableau page suivante.

Prenons un exemple :

Le foie et la vésicule biliaire seront plus sensibles, et éventuellement sujets à la maladie, au printemps, s'il y a du vent, sous l'effet de

ELEMENTS	BOIS	FEU	TERRE	METAL	EAU
Saisons	Printemps	Été	Été Indien	Automne	Hiver
Organes	Foie	Cœur (Maître du Cœur)	Rate-Pancréas	Poumon	Rein
Viscères	Vésicule biliaire	Intestin Grêle (Triple réchauffeur)	Estomac	Gros Intestin	Vessie
Couleurs	Vert	Rouge	Jaune	Blanc/Bleu	Noir
Goûts	Acide	Amer	Doux (sucré)	Piquant	Salé
Emotions	Colère (rancune)	Stress (joie)	Soucis	Tristesse	Peur
Climats	Vent	Chaleur	Humidité	Sècheresse	Froid
Couche du corps	Tendons Lymphe	Vaisseaux sanguins	Muscles	Peau	Os
Sens	Yeux	Langue	Bouche	Nez	Oreilles
Expressions	Crier	Parler	Chanter	Pleurer	Se plaindre
Signes extérieurs	Ongles	Visage	Lèvres	Poils	Cheveux
Direction	Est	Sud	Centre	Ouest	Nord

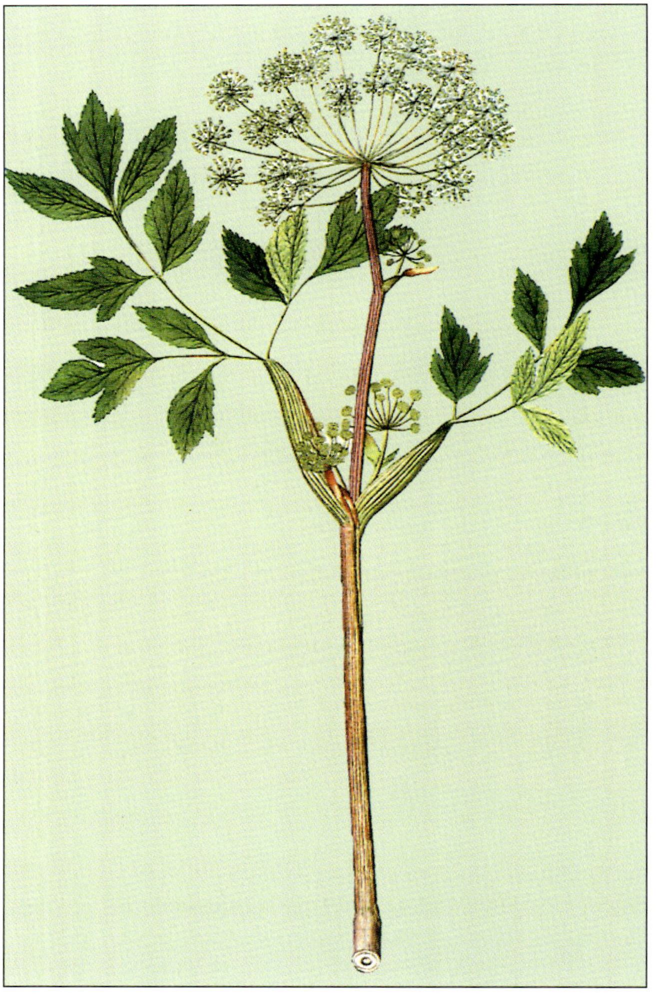

L'Angélique, Angelica Archangelica, nous relie à des plans de conscience supérieurs comme l'indique bien son nom.

la colère ou si vous consommez trop d'aliments acides. Les affections du foie et de la vésicule bilaire se traduiront par des symptômes touchant les ongles, les yeux et les articulations (tendons). Inversement les hépatiques se mettent plus facilement en colère en criant, ils n'aiment pas les courants d'air et leur mauvaise saison sera le printemps.

Les correspondances entre les émotions et les organes sont particulièrement intéressantes pour comprendre comment nos réactions émotionnelles peuvent perturber notre santé. Restons avec notre exemple : les coups de colère "vident" l'énergie du foie qui fonctionnera alors au ralenti alors que la rancune et l'agressivité refoulée le congestionne.

Huiles essentielles et émotions

Grâce à la loi des cinq mouvements, vous pouvez vous servir des huiles essentielles pour équilibrer vos émotions et développer des qualités intérieures. La recherche en ce domaine est balbutiante et chacun devra faire sa propre expérience. Cependant, nous avons expérimenté avec succès les cinq huiles essentielles pour les émotions :

- **Le Genièvre** (reins) combat les réactions de panique, les peurs inexplicables et les phobies. Il apprend à savoir attendre, à bien préparer ses projets, à mieux supporter les moments de solitude. C'est l'huile essentielle de la persévérance et de l'espérance.
- **Le Romarin** (foie) canalise la colère et dissipe la rancune. Il donne l'élan nécessaire pour entreprendre, résoudre les difficultés tout en s'adaptant aux circonstances. C'est l'huile essentielle de l'initiative et de la création.
- **Le Citron** (cœur) régularise les excès émotionnels. Il favorise l'épanouissement, l'équilibre intérieur et génère le sentiment d'être reconnu par les autres, de trouver sa place. C'est l'huile essentielle de la confiance et de l'expansion.
- **Le Basilic** (rate-pancréas) écarte les soucis et apaise l'excès de préoccupations mentales. Il nous apprend à tirer les leçons des circonstances et de l'expérience, à partager avec les autres. C'est l'huile essentielle de la sécurité et de la générosité.
- **L'Eucalyptus** (poumons) transforme la tristesse en donnant le recul et le détachement nécessaire. Il nous ramène à l'essentiel au-delà des apparences et des illusions. C'est l'huile essentielle de la séparation et de la pureté.

Caractérologie des huiles essentielles

Philippe Mailhebiau, dans son ouvrage "La nouvelle aromathérapie", Éditions Vie Nouvelle, a développé une caractérologie précise des huiles essentielles à partir des caractéristiques, du mode de vie, du nom et de l'usage traditionnel ou mythologique des plantes. Il nous a inspiré la synthèse suivante :

Le Cyprès : Espèce vieille de plusieurs millions d'années, le Cyprès peut vivre plus de deux mille ans. Symbole de longévité, il permet d'atteindre la sérénité et la sagesse. Il favorise la stabilité émotionnelle et apaise les tourments affectifs. Source d'équilibre et de stabilité, le Cyprès développe la patience et l'écoute des autres. Il protégerait de l'influence des personnes déséquilibrées.

Le Romarin : Le Romarin qui fleurit par intermittence tout au long de l'année redonne les qualités de la jeunesse. Il lutte contre la rigidité, l'insatisfaction permanente, l'autoritarisme. C'est l'huile essentielle pour les «râleurs».

L'huile essentielle la plus courante (1,8 cinéole) développe l'imagination et la créativité. Elle est indiquée aux personnes trop soucieuses ou trop ordonnées. Elle redonne de la bonne humeur, de la spontanéité et de la fantaisie.

La variété acétate de bornyle-verbénone, très polyvalente dans sa composition, est l'huile essentielle de l'équilibre et de maîtrise. Elle aide à démêler les situations les plus compliquées, prendre les décisions justes, à se dépasser. En faisant ressortir le meilleur de nous-mêmes, cette variété combat la dévalorisation et les reproches.

La Menthe : plante extrêmement vivace, la Menthe donne de la puissance et du dynamisme. Elle convient aux personnes timides ou trop contrôlées qui ont besoin de s'extérioriser. Sa fraîcheur apporte du piquant à la vie et aide à prendre des risques. Source d'ingéniosité et de confiance en soi, la menthe appelle la chance.

La Lavande : L'huile essentielle apaise le mental et ouvre le cœur à la joie. Elle dispense réconfort et douceur, développe la bonté d'âme et encourage le dévouement aux autres.

Le Thym : les terres arides et sauvages qui l'accueillent font recommander l'huile essentielle de thym aux intellectuels, aux personnes trop sociales ainsi qu'aux tempéraments changeants ou influençables

La variété thymol renforce les tempéraments faibles, développe l'intuition et favorise l'authenticité. Elle met "les pieds sur terre" et permet d'accepter plus facilement les aléas de la vie. Elle est conseillée aux personnes plaintives.

La variété linalol s'adresse aux personnes émotives, nerveuses et hypersensibles qui se sentent souvent incomprises, rejetées ou victimes d'injustices. Elle apaise les blessures de l'âme, favorise l'épanouissement et la maturité intérieure.

La Sarriette : l'huile essentielle à l'odeur forte et chaude réveille les instincts. La Sarriette stimule le feu en nous. Elle convient particulièrement bien à ceux qui ont du mal se laisser aller, à ceux qui se sentent enfermés dans le carcan de principes moraux trop rigides.

La Sauge : l'huile essentielle de Sauge donne de la persévérance, de l'efficacité et de la rigueur. Elle équilibre les relations amoureuses des femmes en leur donnant du recul.

La Sauge officinale aide à dépasser les peines, les déceptions affectives et les moments de désarroi. Elle combat la mollesse et le renoncement, donne le sens de la justice.

La Sauge sclarée donne plus d'assurance et de maturité. Elle tempère les excès de conduite, les réactions trop extrêmes. Elle est recommandée à toutes celles qui se sentent mal l'aise avec l'image qu'elles ont d'elles-mêmes.

La Marjolaine : plante solaire et chaleureuse, la Marjolaine donne le désir de conquérir le monde, de s'émanciper, de se réaliser. Elle développe la confiance en soi pour combattre les idées toutes faites, bousculer les habitudes et les conformismes. Origanum Majorana donne du charme, de l'enthousiasme et de la fougue. Pour tous ceux qui se sentent gagnés par l'indifférence.

L'Orange Amère ou Petit Grain : Son odeur douce et agréable convient très bien aux personnes stressées par leur rythme de vie et qui recherchent stabilité et harmonie intérieure. Elle combat la cyclothymie, permet de tirer un trait sur les souffrances du passé pour prendre un nouveau départ. Elle fait merveille pour sortir des problèmes relationnels et apaiser les conflits intérieurs.

Le Laurier : La couronne de Laurier était symbole de victoire et de gloire. L'huile essentielle redonne de la fierté, le goût de la réussite et aide à vaincre la peur. Elle développe l'ambition et la puissance, le besoin de se surpasser pour prouver sa valeur. Il favorise les conquêtes amoureuses.

Le Basilic : Plante dont les fleurs blanches se terminent en calice, le Basilic est l'huile essentielle des personnes stressées. Il ouvre à la spiritualité et il est recommandé aux bons vivants. Il génère la tendresse et l'optimisme, rend philosophe et développe les dons poétiques et artistiques. Il protégerait des mauvais sorts.

La Carotte : Huile essentielle très complète, la Carotte apprend à se suffire à soi-même. Plutôt féminine, elle aide à s'adapter aux circonstances, à se présenter sous son meilleur jour et à développer le charme, l'assurance et la séduction. Cela la fait recommandé aux personnes trop effacées qui ont du mal à se mettre en valeur.

La Girofle : Le clou de Girofle rouge et blanc qu'il faut délivrer des griffes qui le maintiennent donne à la plante sa symbolique maternelle. La Girofle aide à prendre soin des autres, à leur apporter soutien et réconfort. Elle rend les choses plus simples, donne de l'énergie et développe le sens des valeurs morales.

La Cannelle : Son odeur forte, excitante réveille les instincts et stimule la recherche de sensations fortes. La Cannelle redonne le goût de vivre aux personnes déprimées et mélancoliques, aide à vivre sans trop se poser de questions. Elle combat la rigidité morale et porte à l'exubérance.

L'Eucalyptus : Son parfum prenant détache des soucis et des préoccupations du quotidien. Il nous aide à accepter les leçons de la vie, à ne pas nous enfermer dans les regrets ou les rancunes. L'Eucalyptus combat la tristesse et permet de mieux gérer les situations de séparation (décès, divorce, mise la retraite, déménagement...).

Vous pouvez profiter des bienfaits psychiques des huiles essentielles en respirant leur parfum ou en les utilisant par voie interne ou externe en tenant compte des indications d'emploi propres à chaque huile. Vous pouvez aussi tenir compte de leur caractérologie pour traiter des symptômes physiques ou organiques qui sont souvent en relation avec des traits de caractère, des attitudes de vie ou des situations que nous avons des difficultés à "digérer". **Les huiles essentielles deviennent alors de véritables médicaments de l'âme**.

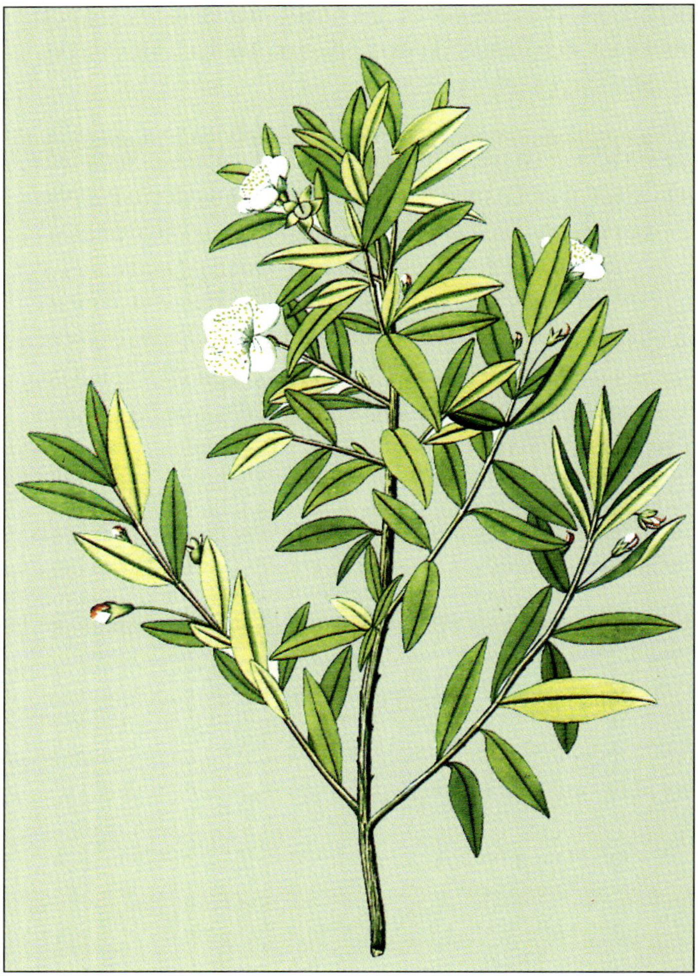

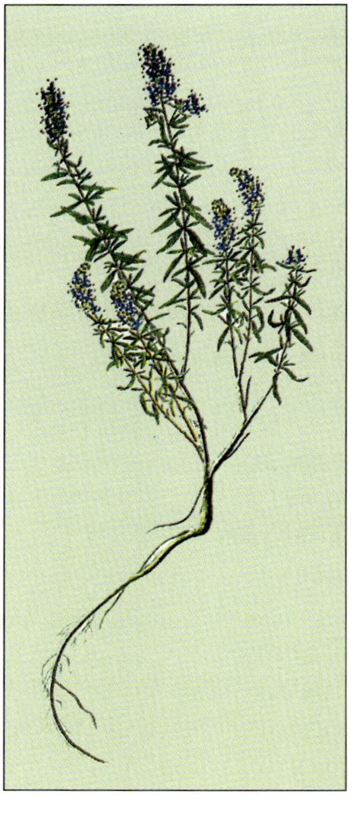

La Myrte et l'Hysope, en huiles essentielles, soignent les problèmes pulmonaires.

CHAPITRE IX

LES DIFFÉRENTES HUILES ESSENTIELLES

Les plantes ont été classées par famille botanique selon la structure de leurs fleurs. Cette classification va au-delà de la fleur elle-même, puisque chaque plante de la même famille apparaît comme la variation du modèle de base du type : structure de feuille et de graine identique, rythme semblable (dans l'espace et dans le temps), composition chimique similaire.

Goethe et les anthroposophes croient en une plante archétypale qui contient en potentiel toutes les structures du règne végétal et se manifeste à travers divers degrés de différenciation en familles, espèces et chémotypes (ou types de composition chimique).

Chaque type exprimé par une famille botanique représente un certain degré d'évolution du modèle primordial, un certain degré d'actualisation de ses potentialités, de la plus primitive des équisétinées (la Prèle) à la plus évoluée des rosacées (Rose, pomme, etc.).

Selon les anthroposophes, inspirés par les travaux de Paracelse et l'homéopathie, l'aspect physique des plantes et la nature de leurs interactions avec l'environnement est en corrélation avec leurs propriétés médicinales. Un type d'activité thérapeutique est attribué à chaque famille botanique, avec des variations pour chaque plante.

Cette approche est riche, précise et assez compatible avec des approches plus classiques de thérapie par les plantes ou de l'aromathérapie. Il existe en effet des similitudes évidentes entre les indications de plantes d'une même famille.

De manière plus générale, une observation attentive d'une plante et de son environnement en dit long sur ses propriétés, et la classification par familles botaniques donne plus d'informations sur l'activité des huiles essentielles qu'une classification par ordre alphabétique. En plus de l'approche classique, il existe une vision plus large inspirée par la pratique quotidienne et le vécu des plantes. Le contact avec celles-ci développe une intuition de leurs propriétés tant physiques que psychiques.

C'est donc sur cette base qu'est construit ce chapitre, en espérant que cela permettra au lecteur de mieux comprendre les indications de l'aromathérapie.

La liste alphabétique en fin de livre permet de retrouver rapidement chaque plante.

ANNONACEES

Cananga, Ylang-ylang

Seuls, dans cette famille, les Canaga produisent une huile essentielle. Ces grands arbres tropicaux s'élèvent jusqu'à 30 mètres de haut et s'ornent de magnifiques fleurs jaunes, roses et mauves. L'Ylang-Ylang (Unona odorantissimum), variété genuina de Cananga odorata à fleurs jaunes, est la plus distillée et la plus intéressante. Les autres variétés de Cananga odorata donnent aussi une huile essentielle de qualité inférieure, au parfum plus lourd et qui a beaucoup moins de propriétés thérapeutiques.

Exotiques, exubérantes, les fleurs de Canaga dégagent un parfum prenant qui incite à la douceur de vivre, efface les soucis et éveille les sens. Fruit d'une association facile de l'eau et du feu, elles développent une beauté éclatante, envahissante qui manque pour le moins de discrétion et de "tenue". Toutes ces caractéristiques se retrouvent dans l'huile essentielle d'Ylang-ylang qui s'accorde parfaitement à la vie facile et bon enfant des îles tropicales.

YLANG-YLANG

(Unona odorantissimum)

Provenance : Réunion, Comores, Madagascar, Java, Sumatra, Philippines.

Distillation : *L'opération, délicate, dure plusieurs jours et permet d'obtenir jusqu'à six qualités d'huiles à partir des fleurs jaunes. La première distillation donne l'huile au parfum le plus raffiné et le plus profond. En aromathérapie, le mieux est d'utiliser l'huile essentielle complète issue d'une distillation prolongée. Elle est jaune pâle, sirupeuse. Son parfum sucré, voluptueux et exotique peut chez certains provoquer des nausées ou des maux de tête.*

Ylang-ylang signifie "la fleur des fleurs". On en recouvre le lit des jeunes mariés au soir de leur nuit de noces. Dans les îles Moluques, on fait tremper des fleurs d'Ylang-ylang avec du Curcuma dans de l'huile de coco pour préparer une pommade appelée "borri-borri" : les habitants l'utilisent pour les soins de la peau, pour fortifier les cheveux mais aussi pour prévenir la fièvre.

L'huile essentielle est à la fois sédative, en particulier pour le cœur, et réputée aphrodisiaque. Elle est particulièrement utilisée dans l'eau du bain, pour des massages, ainsi que dans les cosmétiques. C'est un excellent fixatif pour les parfums.

L'écrivain R.W. Moncrieft, spécialiste des parfums, écrit son sujet : "l'Ylang-ylang apaise la colère due à la frustration".

Propriétés : hypotenseur, aphrodisiaque, antidépresseur, sédatif, euphorique, antiseptique des infections intestinales.

Indications : tachycardie, palpitations, hypertension, hypernée, dépression, tension nerveuse, insomnie, impuissance, frigidité, soins de la peau et des cheveux.

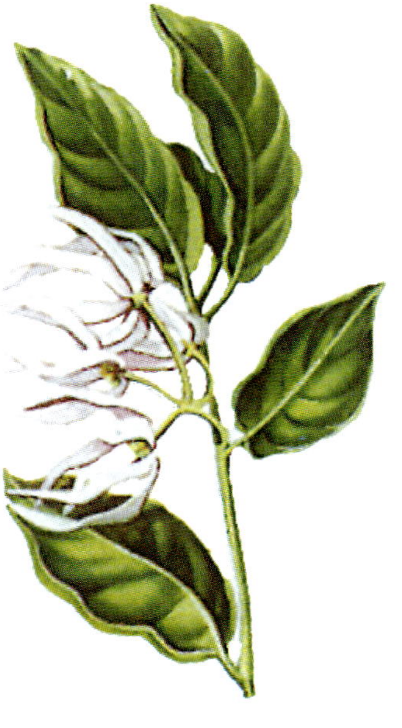

Usage : par voie cutanée essentiellement, diffusion, parfum. Possibilité d'usage interne.

BETULACEES

Bouleau

C'est la famille des bouleaux qui comprend une trentaine d'espèces. De nombreuses variétés sont distillées mais la plus recommandée est le bouleau blanc (Betula alba, Betula odorata, Betula pendula). La variété Betula lenta ou capinefolia qui contient plus de 95 % de salicylate de méthyle est à éviter. Sa composition la rapproche de l'huile essentielle de Wintergreen (Gaultéria procumbens) de la famille des Ericacées et qui n'est plus produite. Les huiles essentielles de Wintergreen seraient donc des reconstitutions.

Le bouleau s'accommode de sols peu fertiles et caillouteux, des climats rigoureux et d'âpres conditions de vie. On retrouve-d'immenses forêts de bouleaux dans des régions souvent désertées par l'homme et autrefois parcourues par des trappeurs solitaires : Sibérie, Scandinavie, Chine du nord, États-Unis. Elles inclinent au silence, au retour sur soi et il s'en dégage, surtout l'hiver, une impression de profonde mélancolie et de dépouillement.

A la différence des conifères, le Bouleau se dénude pendant la saison froide. Mais, dès le printemps, son feuillage renaît d'un vert tendre et brillant qui semble refléter les premiers rayons du soleil. Symbole de résistance à l'hiver et aux difficultés, le Bouleau combat les affections dues au froid, l'amertume et la solitude des personnes âgées. Son huile essentielle réchauffe les os et favorise l'élimination des toxines. Son écorce, riche en principes actifs, le fait également recommander par analogie pour les affections de la peau.

BOULEAU

(Betula alba)

Provenance : États-Unis.

Distillation : *La distillation des bourgeons donne une huile essentielle visqueuse, légèrement jaunâtre. Par contre, la distillation de l'écorce produit une huile essentielle noirâtre et épaisse, qui est souvent rectifiée. Attention aux possibilités de falsifications avec du salicylate de méthyle.*
Le parfum de l'huile de bourgeons ressemble à l'odeur de bois-vert avec une forte note balsamique. Celui de l'huile d'écorce a une odeur mélangée de cuir et de goudron.

Propriétés : diurétique, analgésique, dépuratif, draineur.
Indications : rhumatismes, arthrite, douleurs musculaires et articulaires, troubles urinaires et affections rénales (cystites, calculs, hydropisie, blennorées), mauvaise élimination (urée, cholestérol,....), maladies de peau, obésité.

Usage : voie cutanée et voie interne.

Danger : éviter la variété Betula lenta.

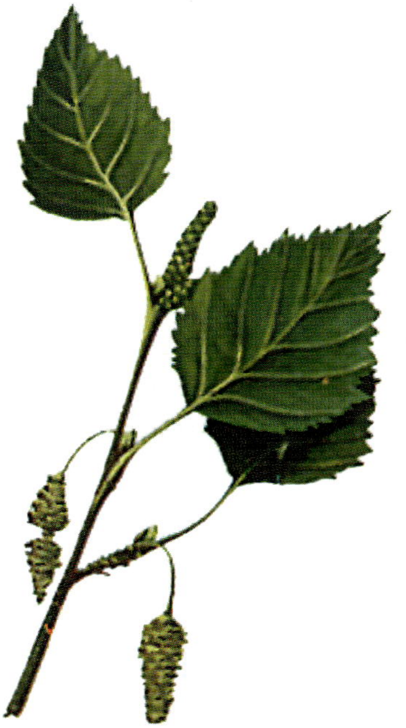

Le Bouleau, appelé aussi "aulne blanc" a la réputation d'un arbre de sagesse. En Scandinavie, ses rameaux sont utilisés dans les saunas pour stimuler la circulation sanguine. Le Bouleau a des propriétés dépuratives et diurétiques très marquées, d'où son emploi dans des sirops (Wéléda par exemple). Déjà, les Indiens d'Amérique faisaient macérer son écorce pour obtenir une boisson revigorante.

On retrouve aussi le Bouleau dans la composition d'onguents et de liniments pour les douleurs articulaires ainsi que pour parfumer des après-rasages et curieusement, certaines bières.

BURSERACEES

Elemi, Myrrhe, Oliban (Encens)

Les burséracées poussent dans les zones désertiques tropicales où l'intense activité solaire favorise la formation de la gomme et des huiles essentielles. Les boswellias (Myrrhe, Encens) les plus caractéristiques de ce type poussent dans la péninsule arabique où le climat est l'un des plus extrêmes de la planète. Elles sont entourées d'un mince nuage d'huile essentielle qui filtre les rayons du soleil et rafraîchit l'air qui entoure les buissons : d'où leur puissante action anti-inflammatoire. Les burséracées sont un remède souverain contre les affections respiratoires (bronchites, toux, pleurésie, consomption).

La gomme s'écoule par incision ou fissure naturelle dans l'écorce du bois. Elle a des vertus cicatrisantes, vulnéraires et possède de hautes propriétés de guérison. Elle sera particulièrement indiquée pour traiter les maladies en rapport avec les sécrétions (inflammations de la poitrine ou de l'utérus).

La putréfaction n'existe pas dans le désert, l'air y est trop sec, le soleil trop intense. Les burséracées condensent parfaitement l'énergie du désert, elles ont donc de grandes propriétés antiputrides.

Le désert est également un refuge pour celui qui désire aller au-delà du superflu et des convenances : ce refuge est austère mais puissant. Dans le désert tout est réduit à un état de quintessentielle nudité. La contemplation de ces infinies vagues pétrifiées des dunes de sable inspire le désir d'aller au-delà du mental et nous reconnecte à l'infini et à l'éternité. Le parfum fort et réconfortant de la Myrrhe et de l'Encens emporté par le vent du désert apaise doucement les blessures intérieures et inspire la méditation.

MYRRHE

(Commiphora erythrea)

Provenance : Nord-est de l'Afrique : Somalie, Ethiopie, Yémen, Lybie.

Distillation : La distilla*tion de la gomme donne une huile de couleur jaune orangé, peu fluide, largement utilisée en parfumerie et cosmétique. Son parfum est agréable, camphré, épicé et chaud comme une odeur animale.*
L'huile essentielle de Myrrhe, extrêmement onéreuse, est fréquemment falsifiée avec du myristate qui la rend plus liquide. Lorsque l'huile essentielle tire vers le rouge brun, il y a de grandes chances que la gomme ait été distillée avec un solvant.
La variété Commiphora myrrha donne également une huile essentielle à l'odeur plus médicinale et qui ne doit pas être utilisée pendant la grossesse.

Propriétés : balsamique, pectorale, expectorante, astringente, résolutive, anti-inflammatoire, antiseptique, vulnéraire, cicatrisante, antiputride, stimulante, sédative.
Indications : inflammations (poitrine, poumons, plaies infectées, ulcères), catarrhes (tête, poumons, estomac, intestins), tuber-culose, phtisie, bronchites, toux, hémorragies utérines et pulmomaires, accouchement.

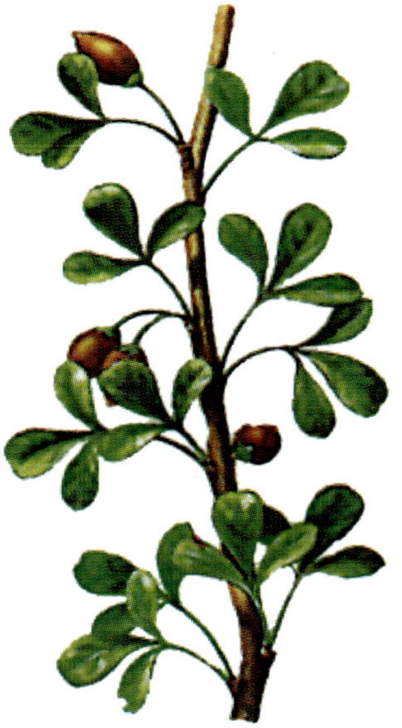

Usage : voie interne, cutanée et respiratoire, parfum.

Danger : éviter durant la grossesse.

L'histoire de la Myrrhe est étroitement liée celle de l'Encens. Les papyrus égyptiens, les Védas, la Bible et le Coran les mentionnent. Depuis la plus haute antiquité, ces deux substances ont été utilisées durant les rituels et les cérémonies religieuses ainsi que pour l'embaumement. Outre leurs larges propriétés thérapeutiques communes, leurs huiles essentielles ont une puissante action calmante et réconfortante sur l'âme et l'esprit. Elles contribuent de plus à fixer les parfums.

OLIBAN (ENCENS)

(Boswellia carteri)

Provenance : comme la Myrrhe.
Distillation : *L'huile essentielle, extraite de la résine d'un petit arbre aux fleurs blanches, est jaune clair, quelquefois verdâtre. Elle a à la fois presque tous les parfums : balsamique, camphré, épicé, boisé, légèrement citronné.*

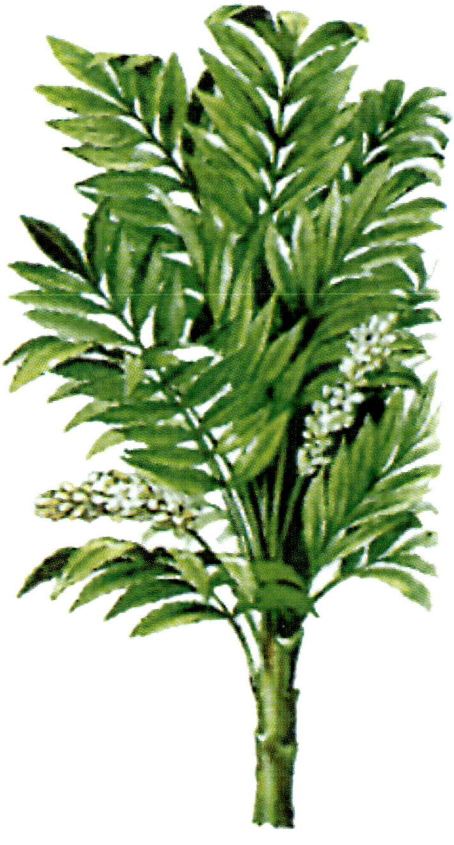

Propriétés : anti-dépresseur, stimulant des défenses immunitaires, plus celles de la myrrhe.
Indications : comme la Myrrhe plus une action sur l'asthme, les inflammations mammaires, les maladies de l'utérus et le bon déroulement de la grossesse.

Dans l'antiquité, l'Oliban est presque aussi recherché que l'or et son commerce, source de larges profits, provoqua de nombreuses guerres locales. La Reine de Saba, un des principaux fournisseurs de son temps, entreprit un périlleux voyage de Somalie en Israel pour rendre visite au Roi Salomon et lui demander de protéger son précieux commerce.

La gomme d'Encens était aussi utilisée en fumigations pour les affections pulmonaires mais aussi pour éloigner les mauvais esprits responsables de la maladie. Les Égyptiens lui attribuaient des vertus d'onguent de jouvence. On utilise encore l'encens dans les églises actuelles.

Usage : voies interne, cutanée et respiratoire. Parfum.

ELEMI

(Canarium luzonicum)

Provenance : Philippines, Amérique Centrale, Brésil.

Distillation : *L'huile essentielle, presque incolore, est tirée de la résine d'un arbre tropical. Son parfum est plus frais et plus citronné que l'Encens et la Myrrhe.*

Introduite en Europe au quinzième siècle, l'Élémi servit dans de nombreux baumes et onguents pour calmer la toux et soulager les blessures. Il est encore utilisé de nos jours dans des préparations vulnéraires.

Propriétés : comme la Myrrhe.

Indications : soins des peaux enflammées, fatiguées, rides, infections et blessures cutanées, bronchites, toux, catarrhes, fatigue nerveuse.

Usage : voies cutanée et respiratoire essentiellement.

CISTACEES

Ciste

Les Cistes sont des arbustes d'environ 3 mètres de haut originaires du pourtour méditerranéen. De nombreuses variétés produisent une huile essentielle, extraite d'une gomme produite naturellement et dont la composition varie légèrement. On peut la rapprocher des huiles essentielles d'Encens et de Myrrhe.

CISTE
(Cistus ladaniferus)

Provenance : Espagne, Chypre.

Distillation : *L'huile essentielle, produite à partir de la gomme ou quelquefois à partir des rameaux fleuris, est d'un rouge ambré. Sa senteur musquée, douce, son odeur d'herbe séchée en fait un ingrédient recherché dans la fabrication des parfums de luxe.*

Le Ciste pousse tout particulièrement en Crète et à Chypre. Ses feuilles sécrètent une gomme appelée "Labdanum" appréciée depuis la plus haute antiquité en parfumerie et en cosmétologie. Elle était un des ingrédients de l'huile sainte qui servait pour les onctions liturgiques.

Propriétés : tonique, astringente, sédative, antispasmodique, vulnéraire.
Indications : diarrhées, dysenterie, troubles intestinaux, rhumes, bronchites, nervosité, insomnie, peaux fatiguées.

Cette gomme s'accrochant à leur laine, les bergers de Crète et de Chypre brossaient les moutons pour la recueillir. Le Labdanum fut aussi récolté au moyen d'un fouet spécial. De nos jours, on l'obtient en faisant bouillir la plante dans l'eau.

Usage : voie cutanée essentiellement, voie interne, parfum.

Danger : éviter pendant la grossesse.

COMPOSÉES (ASTERACEES)

Absinthe, Achillée, Armoise, Arnica, Aunée Calendula, Camomille, Estragon, Hélychriste, Œillet d'Inde, Santoline, Saussurée, Tanaisie

Les composées ou astéracées sont caractérisées par leurs inflorescences : une collection de petites fleurs formant une entité supérieure unique. Cette simple structure de base est capable de générer une telle diversité qu'elle représente avec huit cent genres et treize mille espèces la plus grande famille botanique.

Contrairement aux orchidées, autre famille aux variétés florales surprenantes, les composées poussent dans le monde entier et de manière très étendue. Elles conquièrent presque toutes les zones terrestres à part le grand nord et la forêt tropicale. On les retrouve sur les bords de la mer aussi bien qu'au sommet des montagnes, dans les déserts et les marécages, avec une préférence pour les grands espaces bien exposés à la lumière comme les prairies et les steppes.

Leurs propriétés sont elles-mêmes très étendues. Par leur diversité, elles expriment l'extraordinaire déploiement de la nature, symbolisent l'organisation et la réalisation.

Seules quelques unes sont aromatiques : la Camomille de couleur bleue et aux multiples propriétés thérapeutiques, l'Armoise spécialiste des troubles gynécologiques, l'Estragon aux vertus culinaires. Mais aussi l'Hélychryse ou Immortelle, l'Achillée millefeuille ou l'Aunée dont les huiles essentielles sont peu connues.

Certaines composées donnent par distillation des huiles essentielles dangereuses même si la plante elle-même peut être utilisée pour ses vertus médicinales. Ces huiles essentielles servent alors en parfumerie ou pour agrémenter à juste dose (!) produits et boissons alimentaires.

ABSINTHE

(Artemisia absinthium)

L'Armoise amère ou Absinthe produit une huile essentielle fébrifuge et tonique pour l'appareil digestif. Mais **elle provoque de graves dérèglements nerveux**, ce qui a entraîné depuis le début du siècle l'interdiction de la production et de la consommation de la boisson du même nom chère à Verlaine.

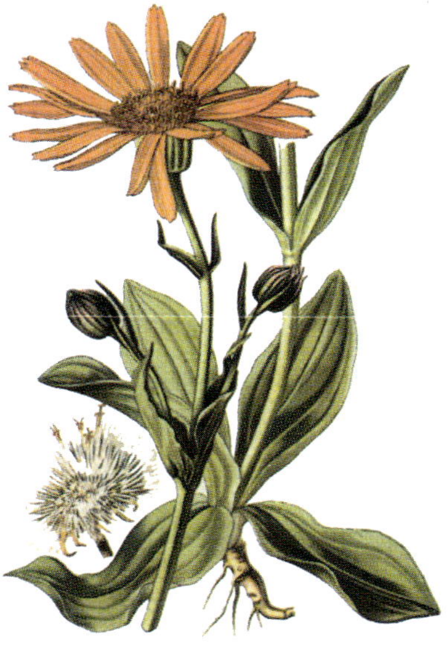

ARNICA

(Arnica montana)

L'Arnica, largement utilisé en homéopathie est pourtant une plante vénéneuse. Son huile essentielle est hautement toxique par voie interne. Pour profiter des propriétés révulsives de l'Arnica, **très efficace contre les ecchymoses et pour les douleurs musculaires**, vous trouverez en pharmacie de la **teinture d'Arnica** ainsi que des huiles de massage à l'Arnica (Wéléda).

ŒILLET D'INDE

(Tagetes minuta)

Les dangers de l'huile essentielle n'ont pas encore été étudiés en détail. Elle sert essentiellement en parfumerie ainsi que pour relever le goût de certains tabacs, aliments et boissons.

SANTOLINE

(Santolina chamaecyparissus)

L'huile essentielle de Santoline qui entrait dans la composition des antidotes aux poisons est elle aussi **dangereuse** et n'est pratiquement plus produite.

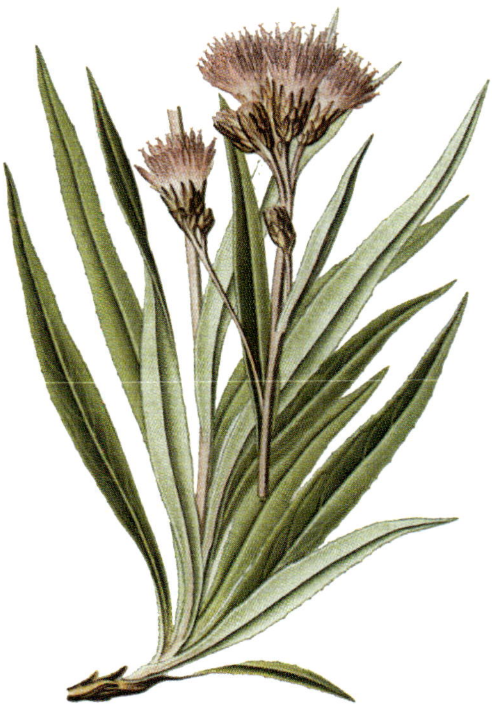

SAUSSUREE

(Saussurea costus ou Aplotaxis lappa)

La plante utilisée en orient contre la typhoïde et le choléra donne une huile essentielle stimulante de la respiration et de la digestion mais malheureusement **provoquant fréquemment des allergies.**

TANAISIE

(Tanacetum vulgare)

L'huile essentielle de Tanaisie, plus familière sous le nom de Chrysanthème se rapproche par sa composition de celle du Thuya et présente les mêmes **inconvénients de toxicité**. La plante était chère aux gitans qui en avaient fait un remède contre toutes sortes de maladies.

ARMOISE

(Artemisia vulgaris)

Provenance : Maroc, Afrique du nord, Extrême-Orient.

Distillation : *L'huile essentielle provenant de la distillation des sommités fleuries est jaune marron. Son parfum est doux-amer, très camphré et légèrement musqué.*

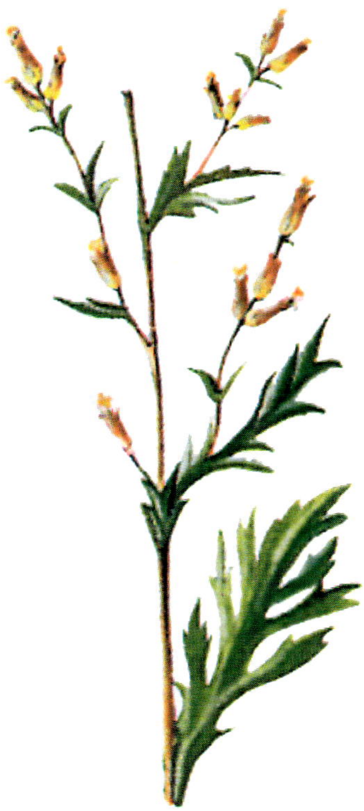

Propriétés : emménagogue, régulatrice du cycle, antispasmodique, cholagogue, tonique, apéritive, fébrifuge.
Indications : troubles des menstruations, hystérie, convulsions, épilepsie, vomissements nerveux, ascaris, oxyures.

Usage : voie interne réservée aux professionnels.

Danger : à proscrire durant la grossesse. Toxique haute dose et en utilisation prolongée.

Nommée d'après la déesse Artémis ou Diane, protectrice des vierges, l'Armoise a la réputation d'être la spécialiste des cycles féminins. C'était également une plante magique, connue pour accroître les pouvoirs psychiques et médiumniques.

En orient, la variété Artemisia moxa tire son nom de la fabrication des moxas, "cigares" d'armoise roulée qui servent à chauffer les points d'acupuncture. Il est intéressant de remarquer que l'huile essentielle extraite de cette variété contient principalement du bornéol aux propriétés antirhumatismales bien connues.

Riche en thuyone, cétone dangereux, l'armoise est abortive. Son usage est réservé aux professionnels.

ACHILLEE MILLEFEUILLE

(Achillea Millefolium)

Provenance : Europe de l'Est, France, Allemagne.

Distillation : *La plante séchée donne une huile essentielle bleu foncé-vert olive au parfum d'herbe, frais et doux.*

L'Achillée Millefeuille dite herbe des militaires ou saigne-nez doit son nom à la légende selon laquelle elle aurait été utilisée par Achille pour soigner ses blessures. Les tiges de la plante servent en Orient à fabriquer les baguettes avec lesquelles on tire le Yi-king, une ancienne méthode de divination chinoise.On l'utilise pour parfumer les vermouths et d'autres boissons alcoolisées.

Propriétés : cicatrisante, anti-hémorragique, hypotensive, digestive.
Indications :
hypertension, constipation, indigestion, eczéma, peaux atones ou enflammées, varices.

Usage : voies interne et cutanée.

CALENDULA

(Calendula offinalis)

Provenance : Provence

Distillation : *Il n'est pas possible d'obtenir une huile essentielle par distillation la vapeur d'eau mais seulement un absolu, en très petite quantité, assez instable, au parfum très prononcé et très agréable.*

L'absolu de Calendula ou Souci est réservé aux parfums de grande classe. On profitera des **propriétés adoucissantes et anti-inflammatoires** du Souci en utilisant de l'**huile de Calendula** obtenue par macération de la plante dans une huile végétale. A cause de la douceur de son action et de son absence totale de toxicité, le Calendula est largement utilisé dans la composition des shampoings et des produits pour bébés.

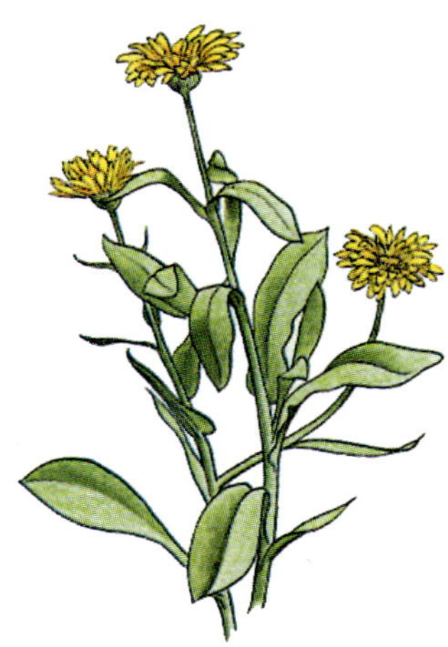

AUNEE

(Inula hélénium, graveloens)

Provenance : Provence.

Distillation : *On distille les racines séchées pour obtenir une huile essentielle visqueuse et brunâtre dont le parfum rappelle le bois et le miel.*

Cette plante, d'un mètre cinquante, aux larges feuilles vert clair et veloutées est cultivée en Orient où elle est largement utilisée en tisane pour les bronches et la vésicule biliaire.

Malheureusement, son huile essentielle provoque de sévères réactions allergiques chez la plupart des personnes, ce qui la réserve à la parfumerie et à la cosmétique où son emploi est judicieusement dosé.

Les aromathérapeutes poursuivent des recherches sur la variété Inula Graveolens dont l'huile essentielle d'un vert profond aurait une très large gamme de propriétés sur le système cardio-pulmonaire et les reins avec des risques allergiques réduits.

Danger : provoque des allergies graves.

HELYCHRYSE

(Helychrysum italicum, angustifolium)

Provenance : Yougoslavie, Italie.
Distillation : *À faible rendement pour une huile essentielle complexe et précieuse, de couleur jaune clair qui tire parfois sur le rouge. Son odeur forte et très spécifique la rapproche de la Camomille.*

Propriétés : tonique sanguin, régulateur du rythme cardiaque, cicatrisant, hépatique, stimulant de la rate.
Indications : couperose, acné, problèmes artériels, palpitations cardiaques, insuffisance hépatique, cicatrisation, neurasthénie, douleurs musculaires.

Usage : voies interne et cutanée.

L'Hélychryse, c'est l'Immortelle qui ne se fane pas et sert, pour cette raison, à composer des bouquets secs et à fleurir les cimetières. Il en existe des centaines de variétés que l'on trouve en France, en Corse ou dans les Landes, mais seules certaines sont aromatiques.

ESTRAGON

(Artemisia drancunculus)

Provenance : France, USA.

Distillation : *L'huile essentielle obtenue à partir des feuilles est pratiquement incolore avec un parfum anisé prononcé.*

L'estragon est surtout connu pour son usage culinaire, en particulier pour accompagner le poulet ou parfumer le vinaigre. L'usage de l'huile essentielle doit être limité dans le temps et évité durant la grossesse. Il y a des doutes quant à la possibilité qu'elle soit cancérigène.

Propriétés :stimulante de la digestion, antispasmodique, carminative, apéritive, fébrifuge.
Indications: dyspepsie, hoquet, dystonie, digestion paresseuse, aérophagie, fermentations, parasites intestinaux.

Usage : voie interne.

Danger : à éviter durant la grossesse. Usage limité dans le temps.

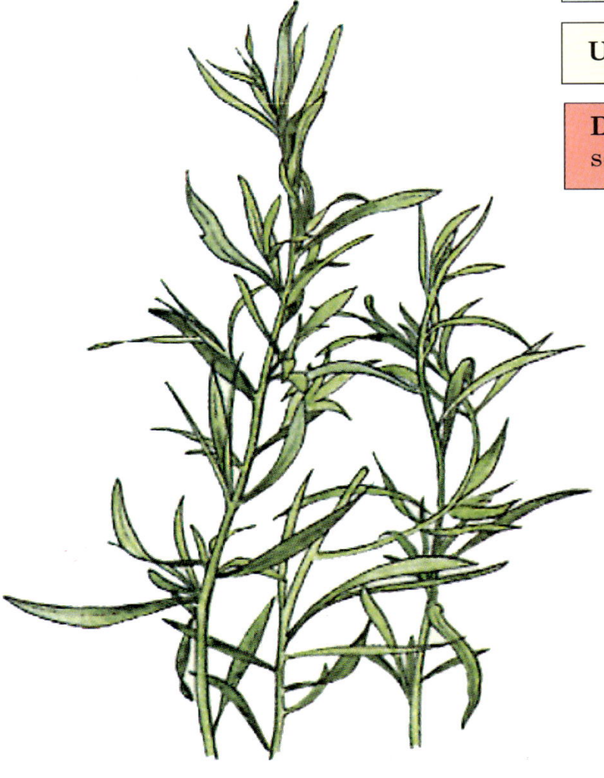

CAMOMILLE

(Anthemis nobilis, Matricaria recutica)

Provenance : France, Espagne, Égypte, Maroc.

Distillation : *La distillation des fleurs de Camomille Romaine, cultivée, (Anthemis nobilis ou Chamaemelum nobile) donne une huile essentielle bleue pâle au parfum rafraîchissant et fruité. La couleur tourne rapidement au jaune pâle avec le temps.*
La Camomille Allemande ou Matricaire (Matricaria recutica ou Matricaria chamomilla), sauvage, donne une huile essentielle visqueuse, d'un bleu d'encre au parfum plus prononcé.
On distille aussi depuis peu au Maroc une variété différente (Ormenis multicaulis ou Anthemis mixta) pour obtenir une huile essentielle jaune, moins chère qui ne contient pas d'azulène et dont le parfum est plus balsamique.

Propriétés : anti-inflammatoire, antispasmodique, sédatif nerveux doux, anticonvulsive, antidépresseur, emménagogue, anti-anémique, fébrifuge, sudorifique, hépatique, cholagogue, antiseptique, analgésique, stimulante des leucocytes, cicatrisante, vulnéraire, vasoconstricteur local.

Indications: maladies infectieuses, fièvres, anémie, inflammations, migraine, dépression, maux de tête, convulsions, insomnie, vertige, irritabilité, hystérie, dysménorrhée, aménorrhée, vaginites, problèmes de la ménopause, prurits vulvaires, congestion du foie et de la rate, digestion douloureuse, problèmes de digestion des enfants, gastrites, gastralgie, ulcères (estomac et intestins), colites et coliques, névralgies, rhumatismes, poussées dentaires, maux de dents, gingivites, douleurs d'oreille, plaies, brûlures, urticaire, dermatoses, maladies de peaux, soins de la peau, conjonctivite, effet prononcé sur l'esprit et le système nerveux (colère, sensibilité, caprices des enfants).

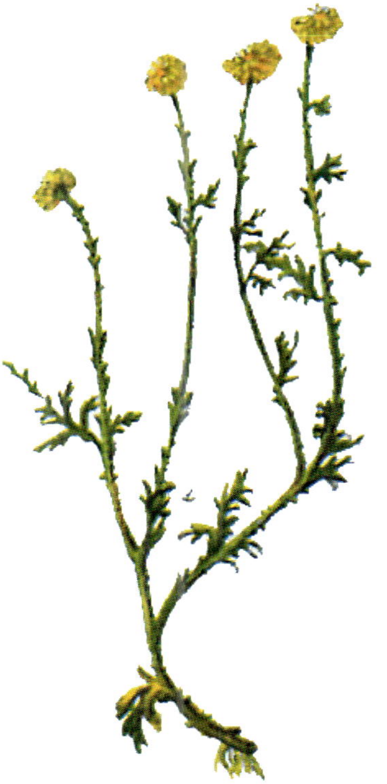

Dédiée au soleil par les Égyptiens pour ses propriétés fébrifuges, la Camomille est probablement l'une des plus anciennes plantes médicinales connues de l'homme. Elle était considérée comme la plante du médecin en raison de ses nombreux bienfaits thérapeutiques et réputée protéger les autres plantes avec lesquelles elle poussait ou était conservée.

La plante est aérienne, rayonnante. Chaque extrémité se termine par une fleur blanche et or composée d'un réceptacle en forme de goutte. La fleur manifeste une douce ardeur, une flamme apaisante. La Camomille aime la lumière : elle pousse sur les bords des routes, dans les clairières, sur des sols légers et sablonneux.

Son affinité avec l'élément air indique une puissante action thérapeutique sur les perturbations psychiques. Elle est très efficace contre les convulsions, les spasmes, l'hypersensibilité, les troubles menstruels, les coliques et les douleurs névralgiques.

L'intérêt pour la camomille a été récemment renouvelé par la découverte de l'azulène, un puissant agent anti-inflammatoire qui n'est pas présent dans la fleur mais se forme au moment de la distillation. L'azulène est surtout présent dans la Camomille matricaire dont le nom allemand signifie "herbe mère" et à laquelle il donne sa magnifique couleur bleu sombre. Elle est spécialement indiquée pour les règles douloureuses et irrégulières, les pertes de sang excessives. Ses propriétés thérapeutiques sont plus prononcées que celle de la Camomille Romaine.

La Camomille du Maroc d'origine botanique différente ne contient pas d'azulène et ses propriétés thérapeutiques restent encore à prouver.

Usage : voie interne et voie cutanée. Recommandée pour les enfants.

CONIFERES

Cade, Cèdre, Cyprès, Epicéa, Genièvre, Pin, Sabine, Sapin, Thuya

Une large ceinture de conifères entoure les zones septentrionales et tempérées des deux hémisphères, du Nord au Sud et presque jusqu'aux plus hauts sommets des montagnes.

Ce type est imposant dans sa simplicité. Tout est structuré en fonction du tronc central et vertical. Il est entouré de branches dessinées comme des petits arbres et les feuilles sont réduites à de longues aiguilles placées en spirale autours des petites branches. La floraison est réduite au minimum: le cône des fleurs, une petite branche terminale entourée de feuilles ligneuses, porte un organe reproducteur unique et nu (étamine ou pistil) sur l'axe de ses feuilles.

La longévité des conifères nous donne les arbres les plus vieux et les plus hauts du monde. Chez certaines espèces les troncs sont absolument imputrescibles: des cyprès préhistoriques trouvés en Silésie dans des mines de charbon servirent à la fabrication de meubles.

La forêt de conifères a l'air immortelle, éternelle. Son aspect solennel, sa noble majesté, sa puissante magnificence nous ramène à la nature primordiale. Les immenses piliers des arbres soutiennent la voûte infinie d'une sorte de cathédrale pénétrée de l'odeur de résine où le vent joue une symphonie cosmique. Elle inspire dévotion et respect, et, comme le dit Goethe, ouvre le cœur de l'homme. L'âme secouée par les difficultés de l'existence y trouvera le repos, la force d'assumer son destin, et y ressourcera son corps et son esprit.

Les conifères produisent une quantité abondante d'huiles éthériques et de résines qui se trouvent dans le tronc, les branches et les aiguilles. Chez certaines espèces, la production de résine est si intense qu'elle s'écoule naturellement. Ce phénomène indique une profonde relation avec les forces de lumière et de chaleur. Les conifères vivants dans des climats froids doivent développer un feu intérieur intense pour supporter les hivers longs et rigoureux.

Les huiles de conifères se prêtent particulièrement bien aux inhalations.

CEDRE

(Cedrus atlantica)

Provenance : Maroc.

Distillation : *L'huile essentielle, épaisse et brun-doré a un parfum profond, boisé et balsamique qui rappelle celui du Santal. C'est un des meilleurs fixatifs pour les parfums.*
On distille aussi sous l'appellation de Cèdre de Virginie ou du Texas une variété de la famille des genièvres, Juniperus virginiana, dont la composition est très proche de celle du véritable cèdre. Son odeur est plus agressive que celle de Cedrus atlantica et l'huile essentielle est souvent rectifiée pour être plus claire et plus douce.

Usage : voie interne réservée aux professionnels. Voie cutanée. Parfum.

Danger : usage prolongé déconseillé. Éviter durant la grossesse. Risque de coliques néphrétiques. L'huile de Cèdre de Virginie est plus toxique et peut provoquer des réactions allergiques.

Propriétés : antiseptique génital et urinaire, fongicide, antiputride, expectorante, stimulante.
Indications : cystites, gonorrhée, troubles de la miction, soins des cheveux (chute, pellicules, maladies du cuir chevelu), maladies de peau (eczéma sec, dermatoses), obésité, hémorroïdes, problèmes artériels, tension nerveuse.

Le Cèdre du Liban, l'un des arbres les plus majestueux qui soient, ainsi que son proche cousin le Cèdre atlas du Maroc, exprime une grande force spirituelle. Son bois était utilisé pour bâtir les portes des temples et les fidèles pouvaient s'imprégner de son odeur purificatrice avant de se recueillir.

C'est certainement la première huile essentielle qui fut distillée. Elle était utilisée pour l'embaumement et entrait dans la composition du mithridate, célèbre antidote aux poisons.

L'huile essentielle, interdite à la vente en dehors de la pharmacie, doit être évitée durant la grossesse. Elle peut aussi provoquer des coliques néphrétiques.

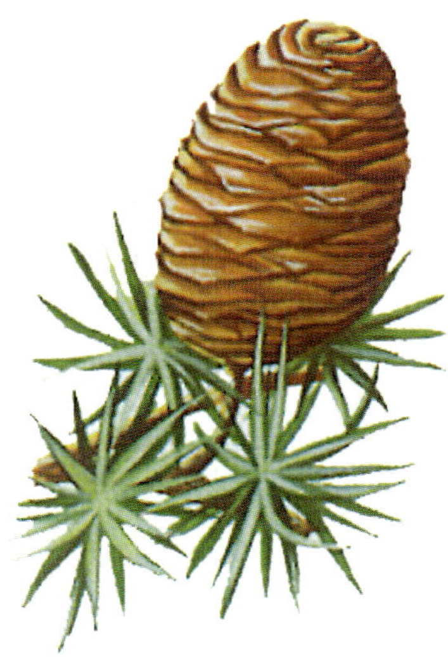

CYPRES

(Cupressus sempervirens)

Provenance : France, Espagne, Maroc.

Distillation : *La distillation des aiguilles et des rameaux, parfois des cônes, donne une huile essentielle jaune brun au parfum balsamique, boisé, un peu irritant. L'huile essentielle de la variété Cupressus lusitanica est de qualité inférieure.*

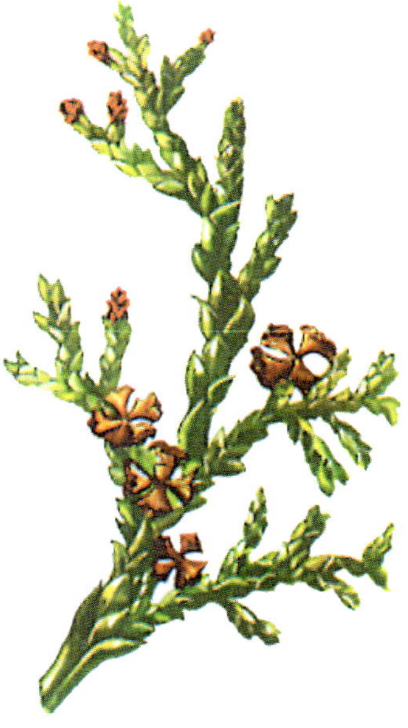

Propriétés: astringent, vasoconstricteur, tonique veineux, antispasmodique, diurétique, antirhumatismal, antisudorifique, antiseptique.
Indications : hémorroïdes, varices, jambes lourdes, énurésie, coqueluche, asthme, dysfonctionnement ovarien (dysménorrhée, ménopause), soins des peaux grasses et gonflées, transpiration excessive, en particulier des pieds.

Usage : voie cutanée en priorité. Voie interne possible.

Les anciens Égyptiens employaient le Cyprès dans leurs préparations médicinales; son bois, pratiquement imputrescible, était utilisé pour fabriquer les sarcophages des momies (on connaît des spécimens âgés de trois mille ans).

C'est l'huile essentielle la plus indiquée pour les problèmes veineux, d'où son usage fréquent, en application externe, pour les jambes lourdes ou enflées.

Ses propriétés rappellent celles du Marron d'Inde (fruit non comestible du marronnier, à la différence de la châtaigne), dont on ne tire pas d'huile essentielle mais qui se révèle lui aussi excellent pour les troubles circulatoires. Les deux plantes sont souvent combinées dans les préparations phytothérapeutiques.

GENEVRIER

(Juniperus communis)

Provenance : Yougoslavie, Italie, Maroc.

Distillation : *Les branches et les baies donnent une huile essentielle presque incolore à la senteur épicée et balsamique. L'huile essentielle de Genièvre dont le parfum rappelle la Thérébentine est souvent falsifiée avec celle-ci.*

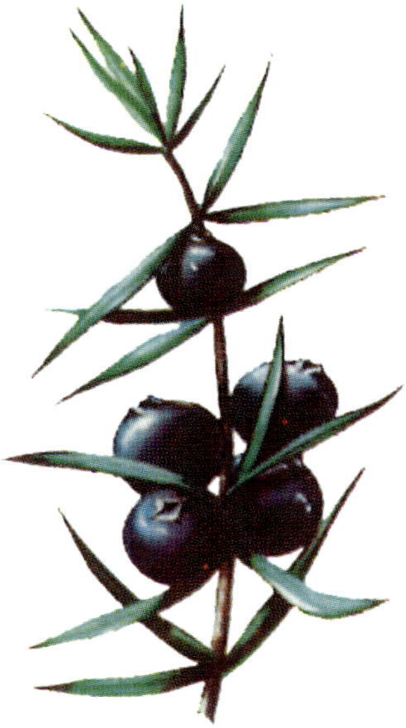

Le Genièvre fut longtemps brûlé comme l'Encens pour éloigner les mauvais esprits et servir de désinfectant en temps d'épidémie. Les Tibétains l'employaient à des fins médicinales et religieuses, tandis que les Romains l'incorporaient dans un vin diurétique. Aujourd'hui encore, le Genévrier est largement utilisé dans des liqueurs.

Ce plus petit des conifères pousse dans des zones arides et inhospitalières où sa présence représente comme une consolation, un soulagement parmi les paysages désolés. Durant les fêtes de Noël, en Allemagne, il représente l'arbre de la vie. Il cache ses fruits au milieu d'aiguilles touffues et piquantes. Des fruits qui ne sont ni sucrés ni très impressionnants, mais durs, amers et salutaires pour ceux qui abusent de la nourriture. Le Genièvre est un excellent diurétique, digestif et hépatique. Il favorise l'amincissement en synergie avec le Citron et le Géranium.

Ses formes tordues, ses bois noueux et durs indiquent une affinité évidente avec les articulations, l'arthrite et les rhumatismes. Le Genièvre est tout spécialement indiqué pour les maladies dues au grand âge.

Propriétés: diurétique, antiseptique des voies urinaires, antirhumatismal (favorise l'élimination de l'acide urique et des toxines), stomachique, antidiabétique, tonique des systèmes nerveux et digestif (pancréas), stimulant de la mémoire, rubéfiant, vulnéraire, sudorifique.

Indications: infections des voies urinaires, calculs, blennorrhée, cystite, oligurie, diabètes, rhumatismes, artériosclérose, fatigue générale, fatigue nerveuse, aménorrhée, dysménorrhée, règles douloureuses, dermatoses, eczéma, herpès.

Usage : voie interne. Voie externe avec précaution.

Danger : l'huile essentielle de Genièvre stimule le muscle utérin et doit être évitée durant la grossesse. Son utilisation par voie interne pour les problèmes rénaux est réservée aux professionnels.

CADE

(Juniperus oxucedrus)

Provenance : Espagne, Yougoslavie.

Distillation : *L'huile essentielle à odeur forte et assez désagréable de cuir et de bois est de couleur brun orange. Souvent rectifiée.*

Dans le sud de la France, on sculpte les racines de Cade pour en faire des objets décoratifs et parfumés. De la même famille que le Genièvre, la Cade donne une huile essentielle particulièrement efficace pour les soins de la peau et des cheveux, en particulier contre les pellicules. Elle est utilisée dans certains shampoings ainsi que dans de nombreux produits vétérinaires.

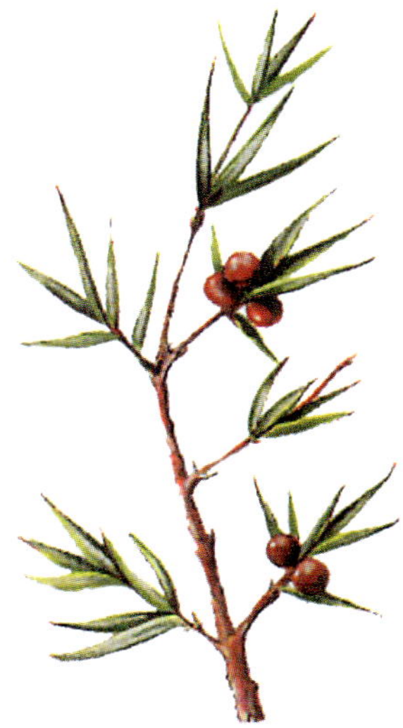

Danger : risque de réaction allergique.

SABINE

(Juniperus sabina)

Provenance : Autriche, Yougoslavie.

Distillation : *L'huile essentielle de cette variété de Genièvre, de couleur jaune olive a un parfum amer et désagréable.*

On peut voir l'huile essentielle suinter du dessous des feuilles. Elle a des propriétés encore plus prononcées que celle du Genièvre commun mais présente également un risque de toxicité plus grand, en particulier pour les reins.

Danger : toxique, allergique.

PIN SYLVESTRE

(Pinus sylvestris)

Provenance : Russie, Allemagne, France.

Distillation : *Les aiguilles et les bourgeons de Pin sylvestre ou Pin d'Écosse donne une huile essentielle claire et très liquide à la forte odeur balsamique caractéristique. Aux USA, on distille le bois et les racines de la variété Pinus palustris efficace pour les douleurs dorsales, les raideurs musculaires et les affections pulmonaires. Les autres variétés (Pinus pinaster, nigra, strobus) ont le même genre de propriétés.*
L'huile essentielle de Pin des montagnes (Pinus mugo, montana, pumilio), très dermocaustique, est à éviter.

Thérébentine : *La distillation de la résine produit l'huile essentielle dite de Thérébenthine presque toujours rectifiée à cause de son odeur acide. De nombreuses variétés de Pin (Pinus pinaster ou Pin maritime en France) sont distillées dans le monde pour obtenir la Thérébentine, largement utilisée dans les peintures, les vernis et insecticides ainsi que dans des préparations pharmaceutiques pour les douleurs et les affections pulmonaires.*
Il existe une plante de la famille des anacardiacées, Pistacia lentiscus, ou Mastic qui a donné son nom à un produit utilisé dans la construction. L'huile essentielle distillée à partir de la résine en Grèce, Algérie et Maroc a la même odeur que la Thérébentine mais n'a pas besoin d'être rectifiée. Elle a des propriétés thérapeutiques semblables à celle du Pin.

Hippocrate cite déjà l'huile essentielle de Pin pour soigner les maladies de l'appareil respiratoire. C'est toujours pour cela qu'elle est grandement utilisée de nos jours en synergie avec la Lavande et l'Eucalyptus. Les propriétés expectorantes du Pin se retrouvent dans des sirops ou des pastilles pour la toux.

L'huile essentielle a aussi une action sur le foie et on peut alors l'associer au jus de citron.

Son parfum et ses propriétés désinfectantes en ont fait l'un des parfums les plus courants pour les produits ménagers.

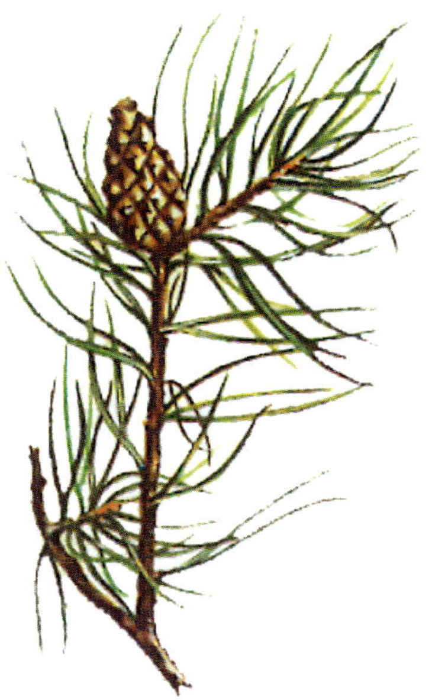

Propriétés : pectorale, expectorante, antiseptique pulmonaire, stimulante des corticosurrénales, hépatique, antiseptique urinaire, rubéfiante.
Indications : maladies pulmonaires (toux, bronchites, rhumes, sinusites, etc.), infections urinaires (cystite), calculs biliaires, asthénie, fatigue, douleurs articulaires et musculaires.

Usage : voie interne. Voies cutanée et respiratoire avec précaution. Ne pas utiliser la Thérébentine.

Danger : possibilité de réactions allergiques. Variété Pin des montagnes à proscrire.

SAPIN

(Abies balsamea, Abies alba)

Provenance : USA, Canada.

Distillation : *La distillation des aiguilles et des jeunes rameaux produit une huile essentielle jaune très claire dont le parfum est doux, fruité et particulièrement agréable. Les pommes de Sapin concassées donnent une huile plus orangée appelée Templin.*
On distille également le Sapin de Sibérie (Abies sibirica) dont le parfum est réputé pour sa finesse, le Sapin japonais (Abies mayriana) ainsi que des Épicéas (tsuga canadensis).

Propriétés : voir Pin sylvestre
Indications :
- Sapin du Canada : asthme, bronchites, toux chronique, infections urinaires, hémorroïdes, dépression, manque de contact avec la réalité.
- Sapin blanc : douleurs musculaires et articulaires, rhumatismes, affections respiratoires, fièvre, grippe.
- Épicéa : douleurs musculaires et articulaires, mauvaise circulation, asthme, bronchites, difficultés respiratoires, grippe, anxiété.

Usage : voies interne, cutanée et respiratoire.
Parfum.

Le Sapin exsude une résine ou "baume de sapin" dont les Indiens d'Amérique du Nord se servirent longtemps à des fins médicinales ou religieuses. Il fut introduit en Europe seulement au dix-septième siècle et son action fut alors très appréciée.

Les huiles essentielles de Sapin et d'Épicéa sont peu répandues en Europe et c'est dommage. L'huile essentielle des Sapins et Épicéas du Canada (Abies balsamea, Tsuga canadensis) a les mêmes propriétés que celle du Pin sylvestre mais son effet est plus doux. Celle de Sapin blanc (Abies alba ou pectinata) n'a pas d'action sur le système urinaire.

THUYA

(Thuya occidentalis)

Provenance : Canada, USA.

Distillation : *Les extrémités des branches donnent une huile essentielle jaune vert à l'odeur camphrée et fraîche. La présence de plus de 50 % de thuyone, un cétone dangereux,la fait interdire à la vente en dehors de la pharmacie.*

Le Thuya, originaire d'Amérique du Nord, fut introduit et cultivé en France sous François Ier comme arbre ornemental. En médecine, la plante est utilisée pour stimuler le muscle cardiaque et aussi parce qu'elle contient curieusement une grande quantité de vitamine C.

Son huile essentielle se rapproche de celle du Camphre et pourrait influer sur le développement des cellules cancéreuses. Une variété africaine (Thuya articulata) donne une résine utilisée pour ses vertus médicinales par certaines tribus.

D'autres variétés sont distillées en Orient, en particulier l'Hiba (Thujopsis dolobrata), très connue au Japon pour ses propriétés bactéricides et qui ne présente aucune toxicité.

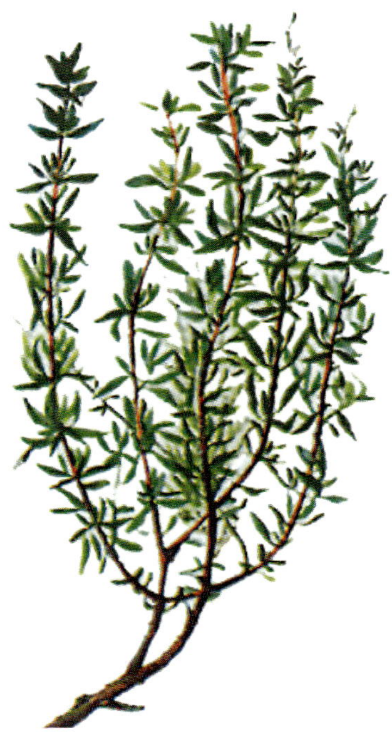

Usage : voie interne uniquement et réservée aux professionnels. Sauf pour l'huile essentielle d'Hiba.

Danger : toxique, abortive.

Propriétés : diurétique, sédatif urinaire, expectorante, antirhumatismale, vermifuge, emménagogue, stimulant.
Indications : rhumatismes, cystites, hypertrophie de la prostate, parasites intestinaux, verrues.

CRUCIFERES

Moutarde, Raifort

Les deux plantes sont distillées pour la parfumerie mais les huiles essentielles qui en dérivent sont de véritables poisons à cause de la présence d'isothiocyanate qui se forme au contact de l'eau durant la distillation. **Ce qui exclut tout usage thérapeutique**.

RAIFORT

(Armoracia rusticana)

Utilisé comme condiment, particulièrement en Alsace et dans les pays germaniques, le Raifort est une plante très stimulante et bénéfique, en particulier pour la digestion. Mais l'huile essentielle, extraite des racines trempées et écrasées est hautement toxique.

Danger: toxique

MOUTARDE

(Brassica nigra)

Les graines de Moutarde noire, en dehors de leur usage culinaire dans la préparation du même nom connurent leur heure de gloire thérapeutique en cataplasmes pour stopper la fièvre, les affections pulmonaires et soulager les rhumatismes. L'huile essentielle, dangereuse, sert dans les produits destinés à éloigner les animaux à cause de son odeur âcre.

Danger: toxique.

FABACEES

Baume du Pérou, Baume de Tolu.

On retrouve dans cette famille des plantes tropicales dont les huiles essentielles étaient auparavant employées pour leurs vertus médicinales et qui restent largement utilisées en parfumerie. Il est difficile de se les procurer dans les laboratoires spécialisés en aromathérapie. Appartiennent aussi à la famille des fabacées le Mélilot et le Genêt dont on extrait des absolus pour les parfums ainsi que le Fenugrec qui n'est pas une plante aromatique.

BAUME DU PEROU ET DE TOLU

(Myroxylon balsanum, perirae)

Provenance: Amérique du Sud et Amérique centrale.

Distillation: *Les deux variétés balsanum (Tolu) et perirae (Pérou) du Myroxylon balsanum produisent naturellement une résine qui est ensuite distillée à la vapeur d'eau ou sous vide à sec. Leur couleur est ambrée avec un parfum floral et poivré pour le Baume de Tolu, doux et vanillé pour le Baume du Pérou. Si elles sont presque incolores, c'est qu'elles sont diluées dans un alcool pour les rendre plus fluides.*
On distille aussi du Baume du Pérou brun ou Baume de Cabreuva (Myrocarpus fastigiatus) au parfum boisé et délicat qui n'a que peu de propriétés thérapeutiques.

Les baumes, sous forme de résine, servent encore à fabriquer des sirops pour la toux mais c'est en cosmétologie et en parfumerie que les huiles essentielles sont utilisées à la fois pour leur parfum et parce qu'elles ont la propriété de dissoudre les dépôts et d'éviter la décoloration.

Propriétés : antiseptique, expectorant, balsamique, stimulant.
Indications : bronchites, toux, rhumes, rhumatismes, soins des peaux sèches.

Usage: voies interne et cutanée. Parfum.

GERANIACEES

Géranium

Seuls d'une famille de 700 variétés, les Pélargonium graveolens, odorantiossimum et radens, originaires d'Afrique du Sud, donnent des huiles essentielles, la première étant considérée comme préférable. Il ne s'agit ni du Géranium décoratif de nos jardins, ni du Géranium sauvage ou "herbe-robert" qui pousse dans les régions tempérées du globe mais de variétés tropicales totalement différentes.

GERANIUM
(Pelargonium graveolens)

Provenance : Île de la réunion, Égypte, Comores, Russie, Chine.

Distillation : *L'huile essentielle, jaune-vert, provient de la distillation des feuilles et des fleurs. La meilleure qualité Bourbon est celle en provenance de l'île de la Réunion où le Géranium peut être encore distillé sur les lieux de récolte dans des alambics à feu nu construits sur place. Son parfum fort et sucré, légèrement mentholé, rappelle celui de la Rose. Parfois trop soutenu, il devient extrêmement agréable lorsqu'il est dilué.*

Les habitants de l'île de la Réunion et des Comores l'utilisent pour soigner toutes sortes de maux. C'est l'une des huiles essentielles majeures pour les soins de la peau. Son parfum qui s'accorde avec ceux de la Rose et des agrumes fait qu'on le retrouve dans de nombreux produits de toilette, en parfumerie ou comme agent olfactif dans des sodas, des boissons alcoolisées et des préparations culinaires.

L'huile essentielle freinerait le développement des cellules cancéreuses.

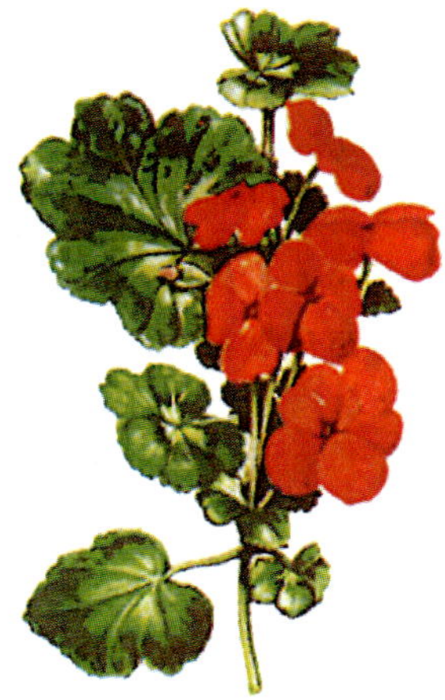

Propriétés : astringente, hémostatique, cicatrisante, antiseptique, antidiabétique, diurétique, stimulant des surrénales, éloigne les insectes.
Indications : diabète, calculs, déficience des surrénales, amygdalite, maux de gorge, hémorragies, brûlures, plaies, ulcères, maladies de peau, soins des peaux congestionnées, grasses et fatiguées, cellulite, problèmes de ménopause, tension nerveuse, dépression.

Usage : voie interne, cutanée et respiratoire. Parfum.

GRAMINÉES

Citronnelle, Lemongrass (Verveine des Indes), Palmarosa, Vétiver

Une grande majorité des plantes qui couvre le sol de la planète appartient à la famille des graminées. Des pôles jusqu'à l'équateur, des marécages aux déserts, cette famille fait preuve d'une adaptabilité et d'une variété incroyables. Sa capacité à recouvrir presque exclusivement d'immenses étendues dénote une force singulière. Cette force réside dans son réseau complexe de puissantes racines qui se fond parfaitement dans le sol.

Au-dessus de ce système d'enracinement, la partie aérienne des graminées est dominée par un principe linéaire: des feuilles longues et étroites, des tiges droites, même les inflorescences obéissent à ce principe.

Cette famille ne dépense pas beaucoup d'énergie dans le processus de floraison, cette dernière étant conservée pour un autre but: les graminées constituent avant tout une famille nutritive : les herbes et les graines sont un cadeau pour le règne animal. Les céréales (blé, riz, maïs, orge, avoine, etc.) pour les rongeurs, les oiseaux et les hommes.

En outre, cette famille possède le potentiel nécessaire pour produire des parfums. Rappelez-vous l'odeur du foin fraîchement coupé ! Mais cela reste généralement à l'état potentiel de parfum naissant. Dans les pays tropicaux, ce potentiel s'est totalement développé chez certaines espèces. La Verveine des Indes, la Citronnelle et le Palmarosa ont un parfum frais, vert, citronné, qui rappelle légèrement celui de la Rose.

Quant à l'huile essentielle de Vétiver, elle réside dans ses racines.

CITRONNELLE

(Cymbopogon nardus)

Provenance : Sri Lanka (Ceylan), Malaisie, Java, Chine, Amérique centrale.

Distillation : L'huile essentielle tirée de l'herbe fraîche ou séchée est jaune et très fluide avec un parfum vert, frais et citronné. Celle issue de Java (variété Cymbopogon winterianus), plus rare, est de qualité supérieure. Elle contient essentiellement du géraniol comme le Pélargonium.

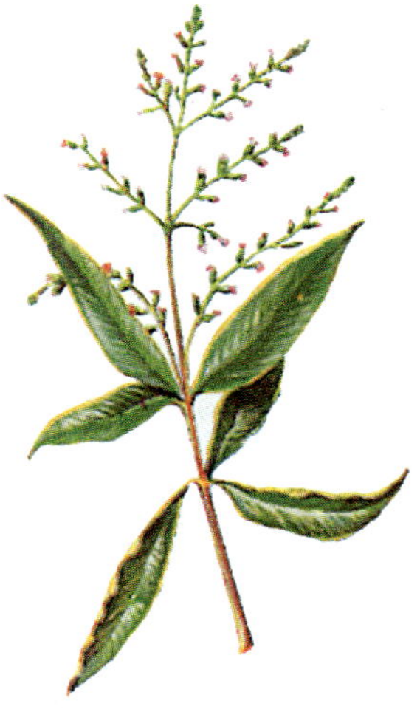

Très utilisée dans la cuisine chinoise, l'herbe de citronnelle ne doit pas être confondue avec la Mélisse — appelée couramment du même nom — qui n'appartient pas à la même famille et qui a des propriétés thérapeutiques très différentes.

Le parfum de la Citronnelle a la propriété d'éloigner les insectes, en particulier en synergie avec le Cèdre. D'où son usage dans les déodorants, les insecticides et les produits sanitaires.

Sa composition la contre-indique durant la grossesse.

Propriétés : essentiellement antiseptique et bactéricide mais aussi à un degré moindre diurétique, fébrifuge, vermifuge, stimulant de la digestion.

Indications : transpiration excessive, soins des peaux grasses, désinfection des locaux et de l'atmosphère, fatigue, maux de tête.

Usage : diffusion principalement. Voie cutanée possible.

Danger : éviter durant la grossesse

LEMONGRASS

(Cymbopogon citratus)

Provenance : Inde, Amérique Centrale, Brésil.

Distillation : *Comme la citronnelle à laquelle il ressemble. L'huile essentielle a une odeur citronnée plus prononcée. La variété Cymbopogon flexuoxus produit l'huile essentielle dite Verveine des Indes qu'il ne faut pas confondre avec la véritable Verveine qui ne produit pas d'huile essentielle.*

Dans la pharmacopée indienne, le Lemongrass était traditionnellement employé comme antidote contre les maladies infectieuses de type choléra ainsi que pour calmer les fièvres.

L'huile essentielle est utilisée comme la Citronnelle (désinfection, produits sanitaires et vétérinaires, savons) avec en plus des effets sur le système digestif.

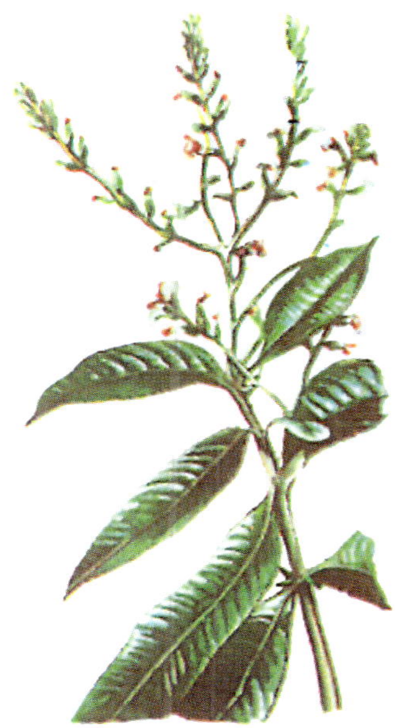

Propriétés : stimulant digestif, antiseptique, sédatif, anti-inflammatoire, tonifiant des tissus.
Indications : troubles digestifs (coliques, flatulences, dyspepsie), désinfection, poux, gale, maux de tête, tension nerveuse, transpiration excessive, faiblesse musculaire.

Danger : possibilité de réactions allergiques.

Usage : voie cutanée et diffusion. Voie interne possible.

PALMAROSA
(Cymbopogon martinii)

Provenance : Indes, Afrique, Comores, Madagascar.

Distillation : *L'huile essentielle, jaune pâle, appelée aussi huile de Géranium indien, a un parfum frais, doux, semblable à la Rose. On distille aussi une variété Cymbopogon sofia, improprement appelé Herbe de Gingembre, de qualité inférieure.*

Longtemps, l'huile essentielle de Palmarosa provenant d'Inde arrivait de Constantinople pour couper l'huile essentielle de rose trop onéreuse.

Elle a une action régénératrice sur les cellules, en particulier sur celles de la peau mais aussi sur la flore intestinale qu'elle contribue à reconstituer.

Usage : voies interne et cutanée.

Propriétés : antiseptique, stimulante cellulaire, hydratante, fébrifuge, stimulant digestif.
Indications : soins de la peau (rides, acné, mycoses,...), calme et rafraîchit l'épiderme, anorexie, atonie digestive, infections intestinales.

VETIVER

(Andropogon muricatus, Vetiveria zizanoides)

Provenance : Comores, Caraïbes, Réunion.

Distillation : *Issue des racines, l'huile essentielle est visqueuse et marron foncé. Son parfum de terre et de bois, musqué, qui persiste longtemps rappelle le Santal et le Tabac.*

Dans le Vétiver, le processus aromatique est attiré vers les racines, où se trouve la puissance des graminées. Son parfum est une actualisation dans la sphère odorante des potentialités généralement exprimées dans la sphère nutritive. Les caractéristiques terrestres, réalistes, presque matérielles de ce parfum symbolisent totalement l'aspect nutritionnel de cette famille, alors que sa note musquée nous rappelle le règne animal.

Les graminées produisent les aliments les plus sacrés du règne végétal: le blé, le riz et le maïs, la nourriture et au-delà de la nourriture, le cadeau des Dieux au royaume de l'homme. Le Vétiver exprime cet aspect fondamental du type au travers de sa note de Santal, qui est inspirante et élève l'esprit.

Elle mérite le nom d'huile de la tranquillité qu'on lui attribue en Inde.

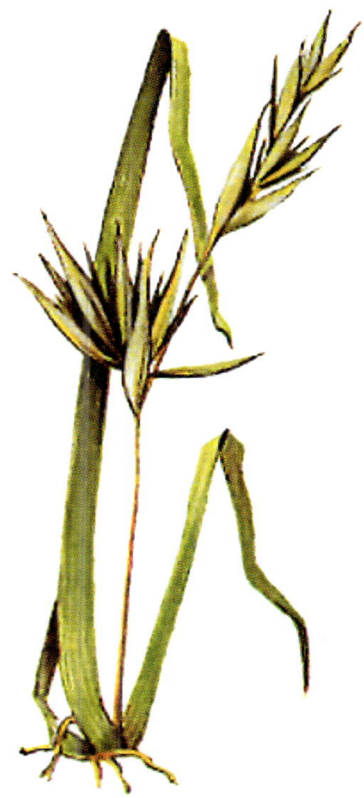

Propriétés : antiseptique, sédative, stimulant de la circulation sanguine et des défenses immunitaires, favoriserait la production de globules rouges.
Indications : vaisseaux sanguins fragiles, insomnie, tension nerveuse, dépression, peaux grasses.

Usage : voie cutanée de préférence. Voie interne possible. Parfum.

ILLICIACEES

Badiane

BADIANE
(Illicium verum)

Provenance: Chine

Distillation: *L'huile essentielle de Badiane ou Anis étoilé est tirée des fruits séchés utilisés couramment pour des tisanes en raison de leurs propriétés digestives. Son parfum extrêmement doux et épicé, tenace, justifie son utilisation dans les produits de toilette, les boissons alcoolisées et les sodas.*

L'huile essentielle a un effet narcotique et elle ralentit la circulation du sang pour provoquer des désordres cérébraux à hautes doses. La variété provenant du Japon est un poison violent. Un bel exemple de plante bénéfique en tisane mais dangereuse en huile essentielle.

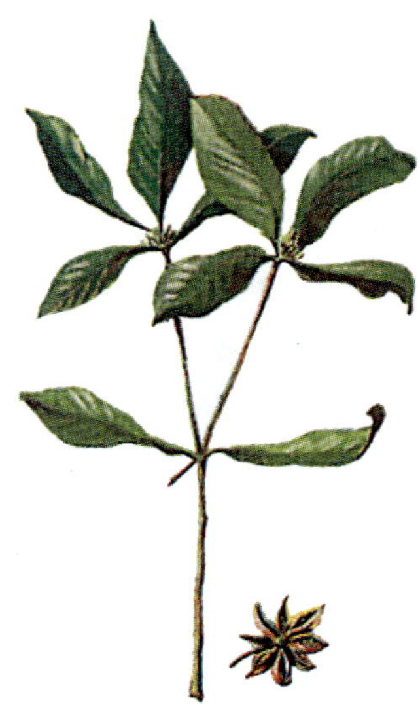

Propriétés : antiseptique, expectorant, stimulant.
Indications: bronchites, colite, indigestion, coups de froid.

Usage : déconseillé.

Danger: narcotique. A éviter durant la grossesse.

IRIDACÉES

Iris

Les Iris poussent dans les terres sèches et sablonneuses. Ils s'adaptent au lieu et se tournent spontanément vers la lumière, avec laquelle ils ont une grande affinité. Leurs fleurs qui peuvent prendre toutes sortes de couleurs répandent un parfum fort et subtil à la fois qui a des effets marqués sur l'âme et l'esprit.

IRIS

(Iris pallida)

Provenance : Italie, Maroc, France, USA.

Distillation : *Par enfleurage des racines séchées pendant 3 ans, on obtient une huile essentielle de couleur ambrée, extrêmement chère (il faut 1 500 kg de racines pour obtenir 1 kg d'huile essentielle). Pour cette raison, elle est souvent reconstituée chimiquement. Un concret est distillé pour la parfumerie. Le parfum de l'huile essentielle, doux, sucré, très légèrement acide et pimentée est l'un des plus fins que l'on connaisse.*

Propriétés : calmant nerveux, expectorant, antiseptique cutané.
Indications : problèmes psychiques.

Usage : Parfum.

L'iris est surtout utilisé dans la parfumerie haut de gamme à cause de la subtilité de son parfum. Il servait dès le XVe siècle en Italie, sa patrie de prédilection, pour la fabrication des fameux savons florentins et de poudres d'iris séché destinées à soigner les problèmes de peau d'origine nerveuse.

L'iris combat la tristesse et l'angoisse, favorise la concentration, réconcilie les opposés. Son parfum est conseillé aux enfants et aux femmes enceintes.

LABIES

Basilic, Hysope, Lavande, Marjolaine, Mélisse, Menthe, Origan, Patchouly, Romarin, Sarriette, Sauge, Thym

Alors que les plantes médicinales aromatiques sont une exception dans la plupart des familles, toutes les labiées ont un pouvoir curatif qui indique une harmonie toute particulière entre l'homme et ces plantes.

Les labiées on une prédilection pour les grands espaces, les versants arides et rocailleux, les collines ensoleillées où l'on retrouve les espèces les plus caractéristiques et les plus connues: Lavande, Sauge, Thym. Elles préfèrent les régions au climat tempéré tout autour de la Méditerranée, loin des tropiques ou des régions froides. Là, elles captent la chaleur et la lumière du soleil pour produire des huiles essentielles très appréciées pour réchauffer le corps et stimuler le métabolisme. La sécheresse de leur milieu d'origine leur donne également une grande affinité avec la respiration.

La plupart des labiées sont des herbes culinaires, car à quelques exceptions près, elles ne présentent aucun danger d'utilisation. Cela est le signe de leur action sur la digestion. Leur parfum est revigorant et énergisant. Il n'y a pas de note douce, mélancolique ou narcotique dans cette famille.

Des plantes aux multiples bienfaits, à la mesure de l'humain, chacune avec sa personnalité propre.

BASILIC

(Ocymum basilicum)

Provenance: Inde, Egypte, Comores, Réunion.

Distillation: *Il existe deux variétés de basilic qui portent le même nom botanique. L'huile essentielle, jaunâtre, conseillée en aromathérapie est distillée à partir des feuilles de Basilic à linalol, une variété à petites fleurs rose clair. L'autre variété, produite aux Comores et à la Réunion, contient du méthyl chavicol, irritant pour les muqueuses et peut-être cancérigène. Ses feuilles sont plus foncées et ses fleurs plus grandes.*
Le parfum du Basilic est très agréable, anisé et légèrement mentholé. Il est largement utilisé en parfumerie pour sa fraîcheur revigorante.

Propriétés : tonique nerveux, antispasmodique, céphalique, stomatique, antiseptique intestinal, stimulant circulatoire, décongestionnant biliaire.
Indications : anxiété, migraine, fatigue cérébrale, spamophilie, insomnie, dépression, digestion difficile, nausées, crise de foie, infections intestinales, règles irrégulières, crampes du bas-ventre, arthrite, goutte, facilite l'accouchement et l'allaitement.

Usage: par voie interne sur une durée limitée. Parfum.

Danger: stupéfiant à hautes doses. Déconseillé aux femmes enceintes.

Plante sacrée en Inde où il est dédié à Vishnou, le Basilic est très employé dans la médecine ayurvédique. Cultivé dans nos contrées pour ses vertus culinaires, le Basilic facilite l'assimilation et aide à la digestion. Il a de plus une action tonique sur le système nerveux qui le fait indiquer pour la dépression. L'ensemble de ses propriétés le fait souvent prescrire pour l'amincissement.

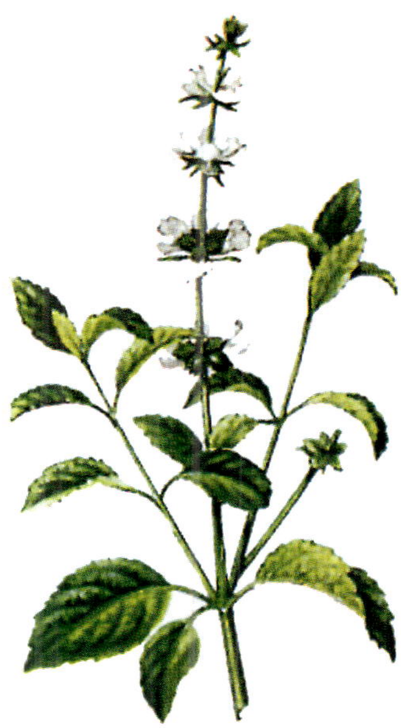

HYSOPE

(Hyssopus officinalis)

Provenance : France, Espagne.

Distillation : *La distillation des sommités fleuries et des feuilles donne une huile essentielle jaune d'or, pâle au parfum doux et légèrement camphré qui rappelle la Sauge, la Lavande et la Marjolaine. La variété Hyssopus officinalis decumbens, qui présente moins de risque d'emploi, est conseillée en aromathérapie.*

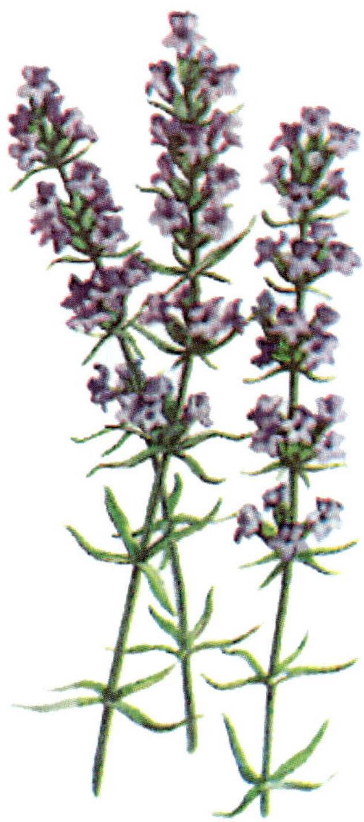

Une des plantes sacrées des Hébreux (Esobh), l'Hysope était déjà prescrite par Hippocrate, Galien ou Dioscoride pour ses propriétés curatives sur le système respiratoire. L'ancienne pharmacopée la mentionne comme ingrédient principal dans de nombreuses préparations, élixirs et sirops.

L'Hysope pousse dans tout le sud de l'Europe et dans l'ouest de l'Asie, sur des versants rocailleux, mais ses plus belles variétés poussent à plus de trois mille pieds dans les plateaux ensoleillés des Alpes du sud. Son système de feuillage abondant et son odeur camphrée indiquent une affinité avec le système respiratoire.

Son usage doit être contrôlé et sa vente est interdite en dehors des pharmacies.

Usage: voie interne réservée aux professionnels. Parfum.

Danger : contre-indiquée en cas d'hypertension et d'épilepsie. Risque de coma à hautes doses. Déconseillée aux femmes enceintes.

Propriétés : expectorante, émolliente, antispasmodique, hypertensive, digestive, stomachique, sudorifique, fébrifuge, cicatrisante, vulnéraire, tonique cardiaque et respiratoire.

Indications : asthme, bronchite, toux, tuberculose, hypotension, digestion lente, flatulences, dyspepsie, dermatoses, eczéma, coupures.

LAVANDE ET LAVANDIN

(Lavendula officinalis angustifolia, etc...)

Provenance : France, Espagne, Russie.

Distillation : *On distille la variété angustifolia la plus réputée mais aussi les variétés latifolia (Lavande aspic) ou stoecchas. La plante, très aromatique, donne une huile essentielle constituée de plus de 100 composants, particulièrement équilibrée, sans aucun risque de toxicité et aux multiples indications thérapeutiques. Sa couleur est jaune-vert et son parfum apaisant est bien connu.*

Voici la reine des huiles essentielles.

Le terme de Lavande, du latin "lavare" vient de l'usage fréquent qu'en faisaient les romains pour parfumer leur bain. Dioscoride, Pline et Gallien la mentionnent comme stimulante, tonique, stomachique et carminative. Elle a toujours été employée en parfumerie et cosmétologie, et elle s'associe très bien à un grand nombre d'huiles essentielles, ajoutant une note florale et fraîche à toutes les préparations.

Loin de l'ardeur du Romarin, la Lavande émane d'une tranquillité noble et apaisante. Ses belles fleurs bleu-violet apparaissent au sommet d'une sorte de chandelier à sept branches.

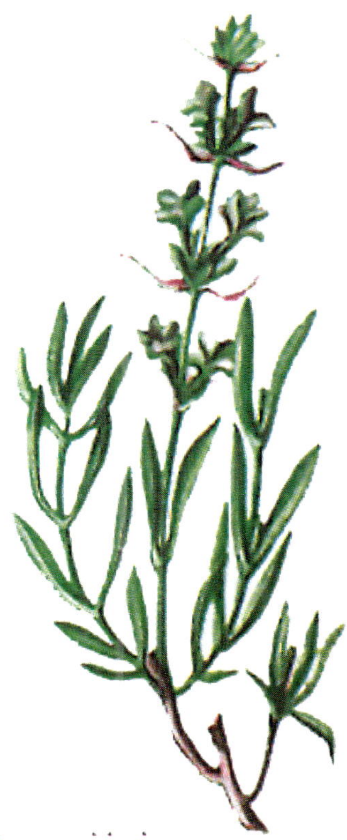

La meilleure qualité de Lavande officinale pousse au-delà de 1000 mètres d'altitude sur les versants ensoleillés des Alpes. La Lavande aime l'air, l'espace, la lumière et la chaleur. Elle régularise le système nerveux et a des effets bénéfiques sur le système respiratoire. Les meilleures qualités sont " lavande fine", "lavande mayete" et "lavande materonne".

La Lavande aspic pousse plus en plaine et son huile essentielle contient un peu de camphre. Ses propriétés sont moins marquées sauf pour les douleurs musculaires, les crampes et les rhumatismes pour lesquelles elle est plus efficace.

Les Lavandins (Lavandula fragans, delpinensis, etc...) sont des hybrides de

Lavande vraie et de Lavande aspic, créés par l'homme et cultivés pour leur rendement important en huile essentielle. Celle-ci est plus pauvre en ester et plus riche en camphre. L'huile essentielle de Lavandin a en gros des propriétés identiques à la Lavande aspic mais à un degré moindre. Son parfum est moins raffiné que celui de la Lavande et le Lavandin est surtout à usage insecticide et vétérinaire. Les principales et meilleures variétés se nomment "grosso", "super" et "abrialis".

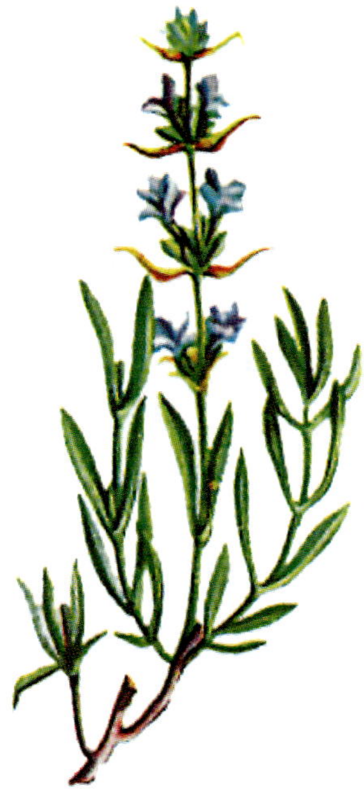

Propriétés : calmant nerveux, analségique, antispasmodique, anticonvulsive, antidépresseur, antiseptique, cytophylactique, diurétique, antirhumatismale, cicatrisant, digestive, antimoustique.
Indications:
- insomnie, stress, chocs nerveux, neurasthénie, palpitations, évanouissement, convulsions, maux de tête.
- maladies respiratoires: asthme, bronchites, grippe, toux, coqueluche, sinusites.
- coliques, nausées, crampes abdominales, cystite, blennorrhée.
-maladies de peau: abcès, acné, dermatoses, eczéma, psoriasis, brûlures, circulation capillaire, plaies, coups de soleil, piqures d'insectes.
- douleurs musculaires et vertébrales.

Usage: essentiellement par voie cutanée et respiratoire.
Recommandé pour les enfants. La Lavande perd une partie de ses propriétés en usage interne.

Danger: aucun aux doses indiquées. Une des rares huiles essentielles qui peut s'employer pure sur la peau.

MARJOLAINE

(Origanum marjorana, marjorana hortensi)

Provenance : Espagne, Egypte, Afrique du nord, Hongrie.

Distillation: *Les sommités fleuries séchèes donnent une huile essentielle pâle, légèrement ambrée au parfum doux et apaisant. Ne pas confondre avec la Marjolaine d'Espagne (Thymus mastichina) de la famille des thyms ou avec l'Origan (Origanum vulgare), tous les deux particulièrement dermo-caustiques.*

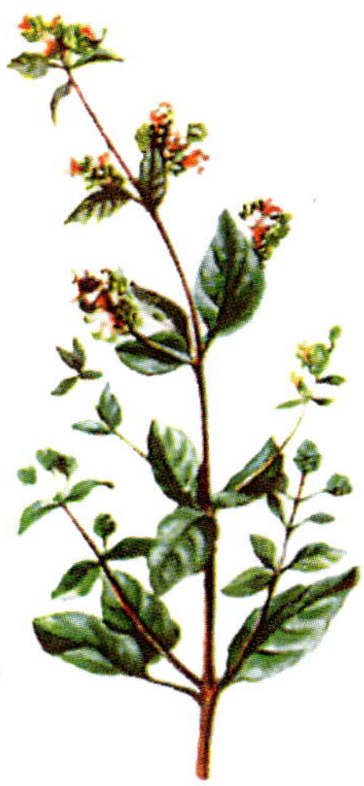

La Marjolaine était déjà cultivée dans l'ancienne Égypte. Les Grecs et les Romains la tressait en couronne pour les jeunes mariées. D'après la mythologie, Aphrodite, déesse de l'amour et de la fécondité, cueillit de la Marjolaine sur le mont Ida pour guérir les plaies d'Enea.
Selon Dioscoride, elle tonifie et réchauffe les nerfs. Pline la recommandait pour les digestions difficiles et les faiblesses de l'estomac.
La Marjolaine préfère les sols légers et chauds des jardins à l'altitude et aux rochers. Cette plante a un aspect délicat, avec de petites feuilles rondes et de jolies petites fleurs blanches, douces et veloutées, presque cachées parmi les feuilles. Son parfum doux et apaisant réchauffe et réconforte. Son action est bénéfique sur le système nerveux en synergie avec le basilic.

Propriétés : antispasmodique, calmant nerveux et sexuel, sédative, analgésique, hypotenseur, vaso-dilatateur artériel, digestive.

Indications: insomnie, migraine, neurasthénie, anxiété, hypertension, dyspepsie, spasmes digestifs, flatulences, coliques, douleurs menstruelles, raideur, rhumatismes, problèmes psychosomatiques d'origine affective.

Usage: voies interne, cutanée et respiratoire.

Danger: narcotique à hautes doses. Déconseillé durant la grossesse.

MELISSE

(Melissa officinalis)

Provenance : Irlande.

Distillation: La véritable huile essentielle de Mélisse est très difficile à trouver et sa production est discontinue. Les essences vendues sous le nom d'huile essentielle de Mélisse sont généralement une reconstitution à partir de Citronnelle et Lemongrass, avec des propriétés très discutables. On trouve aussi de l'huile essentielle de Calmintha officinalis ou Melissa calamintha (Marjolaine française ou Pouillot des montagnes) aux indications très différentes: digestion, insomine, douleurs musculaires.

La Mélisse fut l'une des premières plantes médicinales connues et elle pousse encore largement dans les jardins pour nous faire profiter de ses bienfaits en tisane. Paracelse l'appelait "l'élixir de vie".

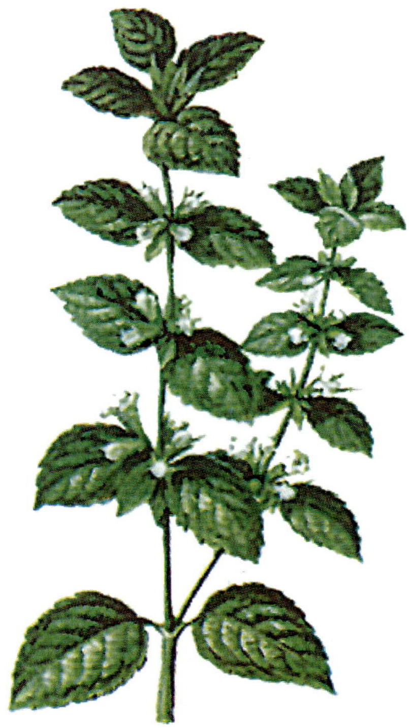

Propriétés : antidépressive, antispasmodique, tonique, hypertensive, stomachique, fébrifuge, vermifuge.
Indications: anxiété, dépression, insomnie, tension nerveuse, asthme, toux chronique, nausées, indigestion, allergies, problèmes de peau.

Usage : rare à cause de l'indisponiblité de l'huile essentielle. Voie interne à faibles doses.

Danger : huile souvent falsifiée.

MENTHE POIVREE

(Mentha piperita)

Provenance : Les États-Unis sont les premiers producteurs mais la meilleure qualité vient du sud de la France et de l'Angleterre.

Distillation : *La menthe poivrée fleurie donne environ 3% d'une huile essentielle jaune-verdâtre au parfum frais et très prenant, caractéristique de l'un de ses composants, le menthol.*
Il existe environ vingt espèces de menthe réparties dans le monde entier et dont plusieurs sont cultivées. On distille également :
*- **la Menthe verte** (Mentha viridis ou spicata) : cultivée dans le monde entier, son parfum est plus frais et moins fort. Elle contient moins de menthol, ce qui la fait préférer pour les enfants. Ses propriétés sont identiques à celles de la Menthe poivrée mais moins accentuées.*
*- **la Menthe japonaise** (Mentha arvensis): Distillée surtout en Chine, Asie du Sud-Est et Amérique du Sud, elle contient jusqu'à 90% de menthol, ce qui la rend presque solide à température ambiante. Elle est surtout utilisée pour obtenir du menthol à usage pharmaceutique, cosmétique ou culinaire. Dermocaustique, elle doit être évitée en aromathérapie;*
*- **la Menthe pouillot** (Mentha pulegium) : Danger! Originaire d'Espagne et d'Afrique du Nord, la Menthe pouillot contient une substance toxique, le pulegone, très abortive et qui peut même entraîner la mort à hautes doses selon les chercheurs américains.*

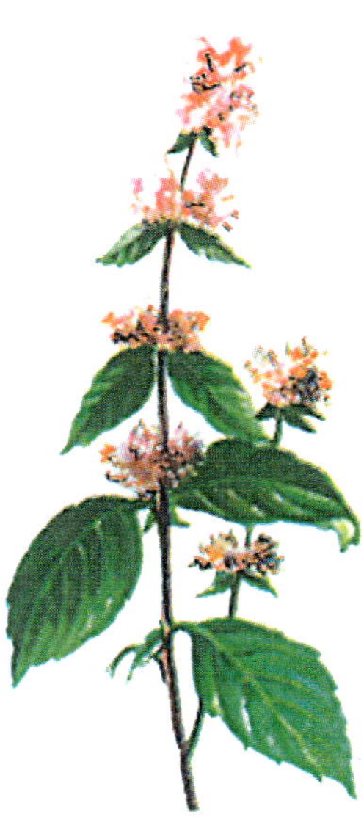

Un jour, Pluton tomba amoureux de la nymphe Mintha. Mais sa femme, la jalouse Proserpine, la changea en une plante qui porte désormais son nom. Selon Pline, "le parfum de la menthe réveille l'esprit et son goût excite l'appétit et l'estomac". Ses qualités fortifiantes et stimulantes étaient déjà connues dans les mondes grecs et romains.

Les Menthes aiment les sols humides et profonds qu'elles envahissent, ainsi que la lumière. En elles, le principe de chaleur combat les principes opposés du froid et de l'eau. D'où un pouvoir curatif stimulant, bon en cas de congestion, de crampes, de gonflement, pour favoriser les menstruations comme la virilité. La plante vivifie et rafraîchit.

Propriétés : stimulant nerveux, tonique général, antispasmodique, stomachique, digestive, carminative, hépatique, cholagogue, expectorante, emménagogue, fébrifuge, anti-infectieux urinaire, tonique sexuel, empêche la montée du lait.
Indications : fatigue, troubles hépatiques, sang trop riche, gastralgie, nausées, flatulences, vomissements, maux de tête et de dents, évanouissements, dysménorrhées, rhume, toux sèche, bronchite, asthme, névralgies, douleurs musculaires.

Usage: voie interne. Par voie cutanée, n'utiliser que sur des zones réduites et pas plus d'une goutte (grande sensation de froid).

Danger : Menthe pouillot toxique. Possibilité de réactions allergiques avec les autres menthes.

ORIGAN

(Origanum vulgare, compactum, coridothymus)

Provenance : Espagne, Afrique du Nord, Grèce.

Distillation: *L'huile essentielle extraite de l'Origan séché devient rapidement marron rougeâtre. Son parfum est épicé et très fort. On vend aussi sous le nom d'huile essentielle d'Origan le produit de la distillation de Thymus mastichina de la famille des thyms aux propriétés semblables.*

Les anciens regroupaient de nombreuses espèces différentes sous ce nom, mais très vite l'Origan a été considéré comme une plante aromatique essentielle en médecine et en cuisine. Théophraste, Aristote ou Hippocrate recommandaient son action bénéfique sur les maladies respiratoires, les ulcères, les brûlures et les problèmes de digestion . L'Origan est une variation rustique de la marjolaine, il pousse à l'état sauvage dans toute l'Europe et en Asie. Cependant, seules les variétés méditerranéennes produisent une quantité d'huile essentielle intéressante. Leur qualité de chaleur, presque brûlante, indique une action bénéfique dans les cas de maladies infectieuses, de plaies infectées et d'inflammations. C'est la plus antiseptique des huiles essentielles.

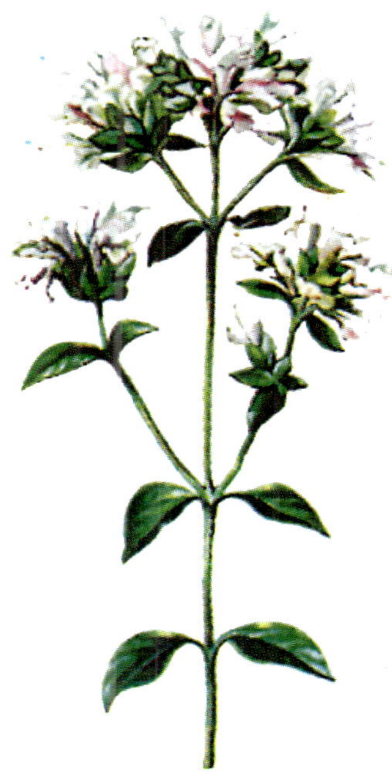

Propriétés : antiseptique, antitoxique, antivirale, antispasmodique, sédative, expectorante, analgésique, révulsive, stimulant cellulaire, fluidifiant du sang.
Indications : maladies infectieuses, désinfections, maladies broncho-pulmonaires, rhumatismes, pédiculose.

Usage : voie interne réservée aux professionnels. Voie cutanée à éviter.

Danger: très dermocaustique : risque de brûlures de la peau et des muqueuses Toxique pour le foie. A éviter durant la grossesse et chez les enfants.

PATCHOULY

(Pogostemon cablin)

Provenance : Inde, Brimanie, Malaisie, Paraguay.

Distillation: *Les feuilles séchées puis fermentées produisent une huile essentielle épaisse, de couleur marron au parfum sucré, musqué et tenace, très apprécié dans les compositions orientales. C'est un excellent fixatif.*

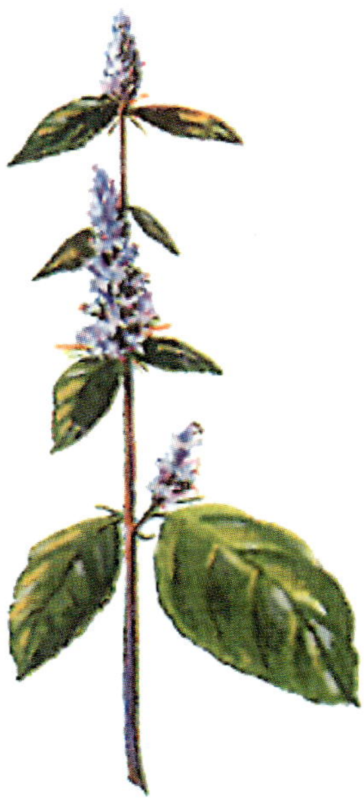

L'huile essentielle de Patchouli était utilisée en Malaisie, en Chine, en Inde et au Japon où elle était appréciée pour ses propriétés stimulantes, toniques, stomachiques et fébrifuges. C'était un antidote reconnu contre les piqûres d'insectes et les morsures de serpents. Les Indiens l'employaient pour parfumer leur tissus.

L'huile contient du patchoulène et autres composants proches de l'azulène.

Une des labiées les plus tropicales, le Patchouli est une plante de chaleur et d'humidité excessives. Si le Patchouli est un stimulant et un tonique à faibles doses, efficace pour dissiper les léthargies a un effet sédatif et même stupéfiant à plus forte dose. Ses propriétés anti-inflammatoires et décongestionnantes dérivent également de ces caractéristiques.

L'huile étant produite après une certaine période de fermentation, elle aura un contrôle sur tous les processus de stagnation, de putréfaction et de vieillissement.

Propriétés : décongestive, antiphlogistique, anti-inflammatoire, régénérateur des tissus, fongicide, anti-infectieuse bactéricide, stimulante du système nerveux à faibles doses, sédatif à hautes doses, rajeunissement de la peau, insecticide.
Indications : mucosités, phlegmons, soins de la peau (séborrhée, eczéma, dermatoses, impétigo, herpès, peau sèche, rides), anxiété, dépression, piqûres d'insectes et morsures de vipères.

Usage : voie cutanée et parfum.

Danger : stupéfiant à hautes doses.

ROMARIN

(Rosmarinus officinalis)

Provenance : pourtour de la Méditerranée.

Distillation : *On distille toute la plante ou mieux les sommités fleuries (meilleure qualité) pour obtenir une huile essentielle pratiquement incolore dont le parfum vivifiant varie suivant les variétés: proche de l'Eucalyptus pour les Romarins d'Espagne et d'Afrique du nord, rappelant l'encens pour ceux de France et de Yougoslavie.*

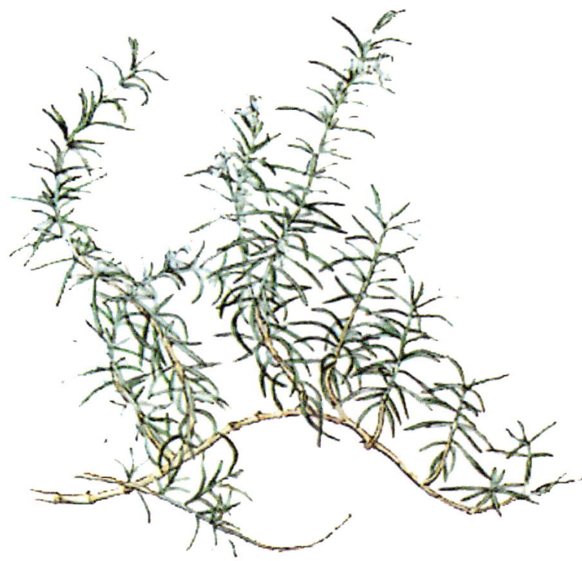

Ce buisson vigoureux et épais a une prédilection pour les versants rocailleux et ensoleillés: il pousse tout autour de la Méditerranée, à une altitude d'environ deux mille pieds. Le Romarin était très utilisé, depuis la plus haute antiquité, au cours des cérémonies et dans l'art culinaire.

Très recommandé au Moyen Âge et à la Renaissance, il apparaissait dans de nombreuses formules telles que: « L'eau de la Reine de Hongrie », une liqueur de rajeunissement.

Enfin, Mme de Sévigné recommandait l'eau de Romarin contre la tristesse. Il est vrai que, plante calorifique par excellence, le Romarin active la vitalité.

Il rétablit l'équilibre thermique et active le processus sanguin. Il est donc indiqué dans les cas d'anémie et de troubles de l'irrigation sanguine. D'où une action sur le foie. Le Romarin est digestif et sudorifique, facilite l'assimilation des sucres (diabète) et restitue allant et vivacité d'esprit après une longue période d'activité intellectuelle.

On distingue plusieurs chémotypes de Romarin dont la composition chimique est différente. Soit principalement les Romarins à forte proportion de cinéole (Cin.) excellents pour les problèmes respiratoires, les

Romarins riches en acétate de bornyle et verbérone (ABV) qui sont la bénédiction des foies surchargés mais aussi les Romarins à camphre, tonicardiaques et relaxants musculaires , etc... L'aromathérapeute vous prescrit le plus indiqué pour votre état de santé.

Romarin Cinéole

Propriétés : antiseptique pulmonaire, antinévralgique, antirhumatismal, antalgique, sudorifique, vulnéraire, cicatrisant.

Indications : bronchites, maux de gorge, rhume, grippe, sinusite, coqueluche, rhumatismes, maux de tête, goutte, fatigue intellectuelle, préparation à l'effort sportif, perte des cheveux, soins des cheveux gras, pellicules, plaies, brûlures.

Romarin ABV

Propriétés : stimulant général et endocrinien, cardiotonique, cholagogue, stimulant hépato-biliaire, diurétique.

Indications : crises de foie, cholécystite, jaunisse, cirrhose, calculs biliaires, cholestérol, coliques, infections génitales, palpitations cardiaques, problèmes artériels.

Danger : contre-indiqué en cas d'hypertension et d'épilepsie. Plutôt déconseillé pendant la grossesse.

Usage : voies interne, cutanée et respiratoire.

SARRIETTE
(Satureja Montana)

Provenance : Espagne, Maroc, Yougoslavie

Distillation : *La distillation de l'ensemble de la plante permet d'obtenir une huile essentielle pratiquement incolore à l'odeur médicinale âcre et forte. Satureja Montana désigne la Sarriette des montagnes qui pousse à l'état sauvage mais on distille aussi couramment la Sarriette des jardins (Satureja hortensis) ainsi que d'autres variétés comme la Sarriette d'Espagne (Satureja thymbra) plus proche du Thym.*

La Sarriette pousse en buissons à l'état sauvage sur des sols arides comme la Lavande.

Sa culture était interdite dans les couvents du Moyen-Âge à cause de sa réputation de plante aphrodisiaque. L'appellation de Sarriette aurait d'ailleurs la même origine que le terme de satyre, du grec saturos, un des compagnon du dieu Bacchus.

L'huile essentielle, riche en phénols, lutte contre les infections. Elle est particulièrement stimulante mais son emploi est délicat car elle fragilise le foie.

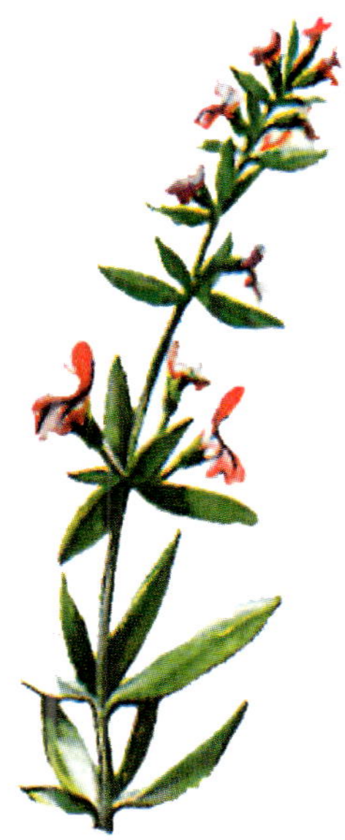

Propriétés : anti-infectieuse, stimulant nerveux et immunitaire, antalgique, hypertensive, digestive, révulsive.
Indications : infections génitales et urinaires, constipation, diarrhées, flatulences, hypotension, fatigue, rhumatismes.

Usage : voie interne réservée aux professionnels. Voies cutanée et respiratoire déconseillées.

Danger : dermocaustique: aggressive pour la peau et les muqueuses. Toxique pour le foie. A éviter chez les femmes enceintes et les enfants.

SAUGE OFFICINALE

(Salvia officinalis)

Provenance : Espagne, Yougoslavie, France.

Distillation : *Les fleurs et les feuilles donnent une huile essentielle de couleur jaune pâle à l'odeur fraîche, épicée et camphrée et riche en thuyone, une substance dangereuse pour l'organisme et qui est à l'origine de l'interdiction de plusieurs huiles essentielles. Il existe plus de cinq cents espèces de Sauges. Il ne faut pas confondre la Sauge officinale avec ses cousines la Sauge sclarée et la Sauge d'Espagne dont les huiles essentielles sont de composition différente.*

La Sauge officinale aime les montagnes désertiques de l'Espagne, de la Grèce et des Balkans. Son parfum est sévère, solennel et terreux. Ses feuilles longues et ses grandes fleurs parfumées, dessinées pour le corps des abeilles, indiquent son affinité avec tous les processus de la vie, de la création et même de la procréation.

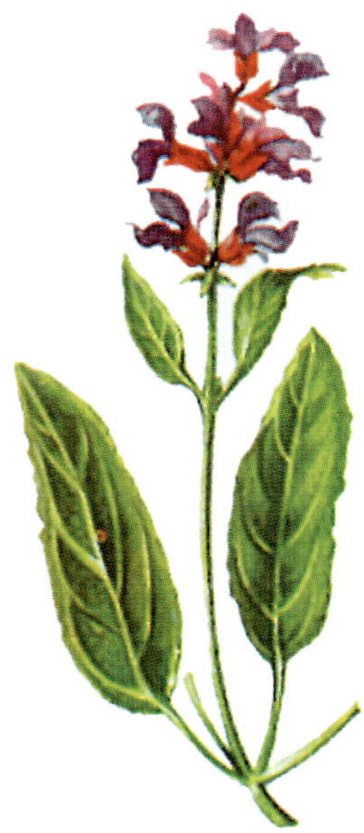

Renommée depuis la plus haute antiquité, surnommée Salvia salvatrix (celle qui sauve) par les Romains, c'est l'une des plantes médicinales les plus puissantes et les plus polyvalentes. "Cur moriatur homo, cui salvia crescit in horto?" Pourquoi devrait-il mourir, l'homme qui fait pousser la sauge dans son jardin? Homère, l'auteur de l'Illiade et l'Odyssée s'en servait déjà pour parfumer son vin.

La Sauge est très utilisée en cosmétologie et hygiène, plus spécialement dans les dentifrices et les bains de bouche. Elle entre dans la composition du vermouth.

Propriétés : tonique, antisudorifique, antiseptique, diurétique, emménagogue, hypertensive, dépurative, cicatrisant, vulnéraire.
Indications : règles douloureuses, absentes ou irrégulières, hypotension, hyperémotivité, fièvre, rhumatismes, varices, bronchites, asthme, dermatoses, chute des cheveux, plaies, aphtes, stomatites, amygdalites, transpiration excessive.

Usage : voie interne réservée aux professionnels. Voie cutanée.

Danger : interdite à la vente en dehors de la pharmacie. Toxique en usage continu. Abortive. Contre-indiqué en cas d'hypertension et d'épilepsie.

SAUGE SCLAREE

(Salvia sclarea)

Provenance : Sud de la France, Angleterre, Russie, USA, Maroc.

Distillation : *L'huile essentielle a une teinte jaune-vert pâle et un parfum assez doux, presque sucré et légèrement musqué. On distille aussi une variété proche, la Sauge des prairies (Salvia pratensis).*

La Sauge sclarée peut se réduire pendant des années à l'état de quelques feuilles accrochées à la terre, puis développer soudainement de larges et épaisses feuilles et enfin d'extravangantes fleurs en haut de ses longues tiges carrées. Elle suggère alors la confiance tranquille et le rayonnement d'une femme enceinte. Il se trouve qu'elle est particulièrement indiquée pour faciliter la grossesse. C'est un excellent fixatif pour les parfums.

Propriétés : régulateur nerveux, antiseptique, diurétique, emménagogue, hypertensive, digestive, antirhumatismale, astringente, vulnéraire.
Indications : règles douloureuses, absentes ou irrégulières, hypotension, rhumatismes, dépression, stress, digestion lourde, douleurs musculaires, peau et cheveux gras.

Usage : voie interne et cutanée. Parfum.

Danger : Bien qu'elle soit réservée à la pharmacie, elle ne présente pas de toxicité. Eviter d'absorber de l'alcool dont elle amplifie les effets.

SAUGE D'ESPAGNE

(Salvia lavandulifolia)

Provenance : Espagne.

Distillation: *L'huile essentielle obtenue à partir des feuilles et de couleur jaune clair a un parfum très fin et doux, proche du Pin et de la Lavande. Elle associe des propriétés de la Sauge officinale et de la Sauge sclarée.*

Indications : règles absentes ou trop abondantes, stérilité, grippe, laryngite, maux de tête, douleurs musculaires et rhumatismales, gencives douloureuses, transpiration excessive.

Usage : voie interne avec précaution. Voie cutanée. Parfum.

Danger: déconseillée aux femmes enceintes.

THYM

(Thymus vulgaris)

Provenance : Maroc, Espagne, France, Grèce.

Distillation : *Les branches et les feuilles donnent une huile essentielle de couleur rouge à marron-rouge (d'où le terme de Thym rouge) dont le parfum épicé et chaud est presque agressif. L'appellation "Thym blanc" désigne en général une huile essentielle rectifiée, pâle, à l'odeur plus douce et qui a perdu une partie de ses propriétés. L'huile essentielle est beaucoup utilisée en hygiène corporelle pour ses propriétés désinfectantes.*
La variété Thymus capitus sert souvent pour la distillation d'une huile essentielle improprement appelée huile essentielle d'Origan.

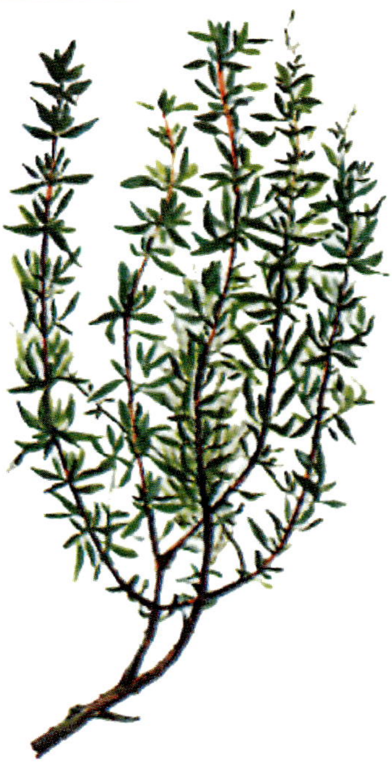

Ce petit arbuste, qui n'a guère d'exigences en ce qui concerne la qualité du sol et la quantité d'eau disponible, est par contre avide de chaleur et de lumière. Il sera bénéfique dans tous les cas où la chaleur intérieure est pauvre ou inexistante: excès d'eau, tendance à frissonner, coups de froid, faiblesse des centres vitaux, spécialement lorsque ces symptômes se manifestent au niveau des poumons et de l'estomac.

Propriétés : stimulant général (physique, psychique, circulation des capillaires), antiseptique (poumons, intestins, système génito-urinaire), rubéfiant, balsamique, expectorant.
Indications : maladies pulmonaires (bronchites, tuberculose, asthme), maladies infectieuses (intestinales et urinaires), digestion faible, fermentations, rhumatis-mes, arthrite, goutte, grippe, maux de gorge, plaies.

Il existe de nombreux chémotypes de thym :
- les Thyms à thymol et à carvacolaux propriétés anti-infectueuses très marquées mais dermocaustiques,
- les Thyms à thuyanol, antiviraux mais qui présentent des risques de toxicité,
- les Thyms à linalol et les Thyms citronnés, plus doux et réequilibrant.

Thym à thymol et carvacol

Propriétés : anti-infectieux, stimulant immunitaire, stimulant digestif, rubéfiant, balsamique, anti-rhumatismal.
Indications : infections chroniques (sang, lymphe), angines, fatigue, digestion paresseuse, fermentations, goutte, rhumatismes, arthrite.

Usage : voie interne avec précaution. Voie cutanée et respiratoire déconseillées.

Danger : très dermocaustique: risque de brûlures de la peau et des muqueuses. Contre-indiqué en cas d'hypertension et pour les enfants. Risque allergique.

Thym à linalol et citronné

Propriétés : Rééquilibrant nerveux, anti-infectieux pulmonaire et urinaire, antirhumatismal, digestif, expectorant, stimulant des capillaires sanguins, vulnéraire.
Indications : Bronchite, asthme, tuberculose, sinusite, infections urinaires et intestinales, fatigue nerveuse, dépression, obésité, régulateur de l'appétit.

Usage : voie interne. Voie cutanée (très dilué) et respiratoire. Emploi possible chez les enfants.

Danger: Risque allergique.

LAURACÉES

Bois de Rose, Camphre, Cannelle, Laurier, Ravensare, Sassafras

Une famille botanique où l'on retrouve pêle-mêle des arbres tropicaux comme le Cannelier et l'Aniba qui donne l'huile essentielle de Bois de rose mais aussi le Camphrier, le Laurier de nos jardins ou encore le Sassafras.

Il est bien difficile de leur trouver des points communs en dehors de leur appartenance botanique sinon qu'ils ont chacun un parfum typique et prononcé. A part le Bois de rose, sans danger, les autres huiles essentielles sont à utiliser avec précaution à cause des substances entrant dans leur composition.

CANNELLE

(Cinnamomum zeylanicum)

Provenance : Sri Lanka, Inde, Madagascar (la plus réputée).

Distillation : *L'huile essentielle obtenue par distillation de l'écorce séchée est jaune sombre avec un parfum chaud, sucré et épicé. Elle contient un aldéhyde dangereux qui attaque la peau et les muqueuses. L'huile essentielle issue des feuilles est moins dermocaustique. Elle est plus claire et son odeur n'est pas sucrée. Elle peut être utilisée avec précaution. Les huiles essentielles (feuilles et écorce) de Cannelle de Chine (Cinnamomum cassia), brune quand elle n'est pas rectifiée, sont à déconseiller à cause de la présence du même aldéhyde en quantité encore plus importante.*

Certainement l'une des plus anciennes épices connues de l'homme, la Cannelle faisait déjà l'objet d'un important commerce entre les Indes, la Chine et l'Égypte il y a plus de quatre mille ans. En 2700 avant J.-C., l'empereur chinois Sheb Nung la nomma dans sa pharmacopée.

Fréquemment mentionnée dans la Bible, Yahvé ordonna à Moïse de l'utiliser dans la fabrication de l'huile sainte. C'était une drogue des plus importantes dans la pharmacopée grecque et romaine: elle était reconnue pour ses propriétés diurétique, tonique et antiseptique, stimulante.

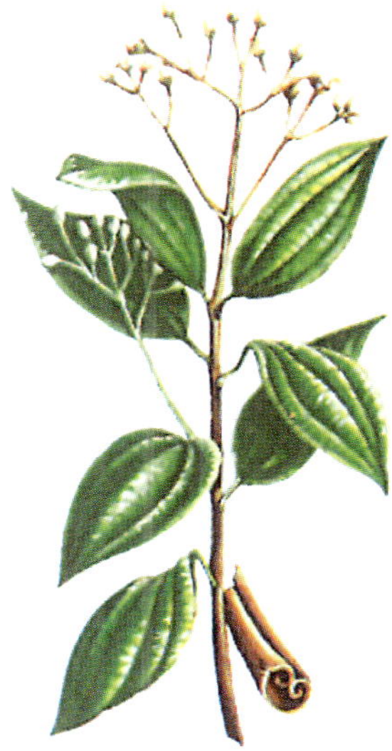

Propriétés : anti-infectieux intestinal, urinaire et pulmonaire, stimulant gastrique et circulatoire, fortifiant musculaire, antiseptique, antispasmodique, aphrodisiaque.
Indications : grippe, infections urinaires, digestion lente, transit intestinal, colites, parasites intestinaux, anémie, impuissance, frigidité, tonique avant l'effort sportif, facilite les contractions lors de l'accouchement.

Usage : voie interne réservée aux professionnels. Voie cutanée avec précaution.

Danger : irritante pour les muqueuses. dermocaustique. convulsions à hautes doses. Éviter chez les femmes enceintes. Huile essentielle d'écorce à proscrire dans tous les cas.

CAMPHRE

(Cinnamomum camphora)

Provenance : Inde, Sri Lanka, Égypte, Madagascar.

Distillation : *On distille les branches et les racines à la vapeur d'eau puis l'on rectifie l'huile essentielle pour la séparer en trois fractions : les Camphres jaune et brun toxiques et cancérigènes et la partie la plus légère, le Camphre blanc dont on a éliminé le safrol toxique.*

L'huile essentielle de camphre blanc rectifiée agit sur les problèmes de bronches, les douleurs musculaires et les inflammations. Il est cependant préférable de ne pas l'employer en aromathérapie.

Danger : toxique et cancérigène.

BORNEOL ou CAMPHRE de Bornéo

Distillation : *Il ne faut pas confondre le Camphre avec le Bornéol ou Camphre de Bornéo Dryobalanops aromatica de la famille des diptérocarpacées qui donne une huile essentielle plus ou moins colorée et épaisse avec la même odeur que le camphre mais qui ne présente pas de toxicité.*

Propriétés : antidépresseur, antiseptique, antiviral, stimulant immunitaire, tonique cardiaque, rubéfiant.
Indications : fatigue nerveuse, bronchite, toux, fièvre, grippe, rhumatismes.

Usage : voie cutanée essentiellement.

LAURIER

(Laurus Nobilis)

Provenance : Yougoslavie.

Distillation : *L'huile essentielle est obtenue à partir des feuilles séchées. Elle tire sur le jaune-vert. Son parfum est fort et épicé avec une odeur de médicament.*

Le Laurier, originaire du bassin méditerranéen, est bien connu dans la cuisine comme aromate et les Grecs l'employaient déjà. La couronne de Laurier était symbole de victoire pour les Romains.

C'est une plante stimulante mais son usage en aromathérapie est délicat à cause d'effets narcotiques possibles à hautes doses.

Propriétés : digestif, antiseptique, emménagogue, système nerveux et cérébral, anti-infectieux pulmonaire et urinaire, action sur le système lymphatique.
Indications : grippe, digestion difficile, manque d'appétit, asthme, déficience immunitaire, angoisse, rhumatismes.

Usage : voie interne réservée aux professionnels.

Danger : narcotique, éviter chez les femmes enceintes.

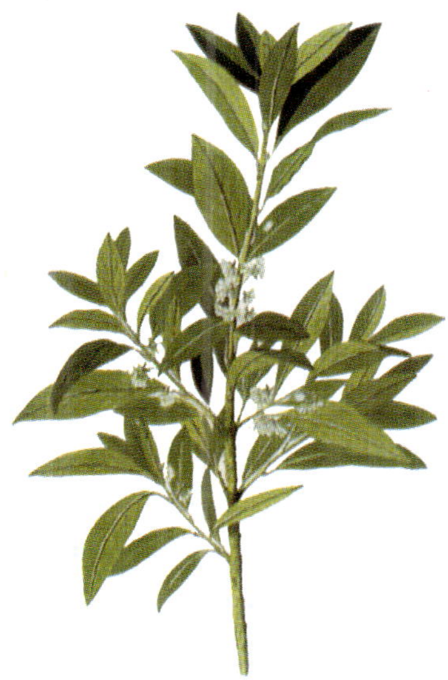

RAVENSARE

(Agathophyllum aromatica)

Provenance : *Madagascar, La Réunion.*

Distillation : *La distillation du feuillage produit une huile essentielle fraîche et douce qui se rapproche du Romarin. L'huile essentielle est encore peu connue en aromathérapie.*

Connu sous le nom de Muscade de Madagascar ou de noix de Girofle, cet arbre à l'écorce rougeâtre, proche du Laurier, est l'arbre-médecine des malgaches qui s'en servent pour soigner une multitude de maux mais aussi pour parfumer le rhum.

Propriétés : anti-infectieux, antiviral, stimulant nerveux, décontractant musculaire.
Indications : angoisse, douleurs vertébrales et articulaires.

Usage : voies interne, cutanée et respiratoire..

BOIS DE ROSE

(Aniba rosaedora)

Provenance : Brésil, Guyane.

Distillation : *La distillation de ce bois parfumé donne une huile essentielle claire et légère au parfum doux et délicat. La Guyane française produit une huile essentielle de qualité supérieure. Attention au remplacement par du linalol synthétique.*

Le Bois de rose était autrefois utilisé pour fabriquer des meubles sculptés qui dégageaient un parfum agréable. Depuis quelques décennies, ce sont des millions d'arbres qui prennent la direction de l'orient pour finir en baguettes sur les tables familiales et dans les restaurants, contribuant à la destruction de la forêt amazonienne. Très riche en linalol, sans toxicité, ni agressivité, c'est une huile essentielle prédisposée aux soins de la peau. Elle convient particulièrement aux peaux sèches et sensibles qu'elle régénère et aux peaux inertes qu'elle revitalise.

Propriétés : régénérant tissulaire, stimulant immunitaire et hormonal, calmant nerveux.
Indications : soins de la peau, rides, maux de tête, stress, frigidité.

Usage : cutané en priorité. Voie interne possible. Parfum.

SASSAFRAS

(Sassafras albidum)

Provenance : Floride, Canada, Mexique.

Distillation : *Les racines produisent une huile essentielle jaune brun à l'odeur boisée, épicée et camphrée, riche en safrol toxique.*

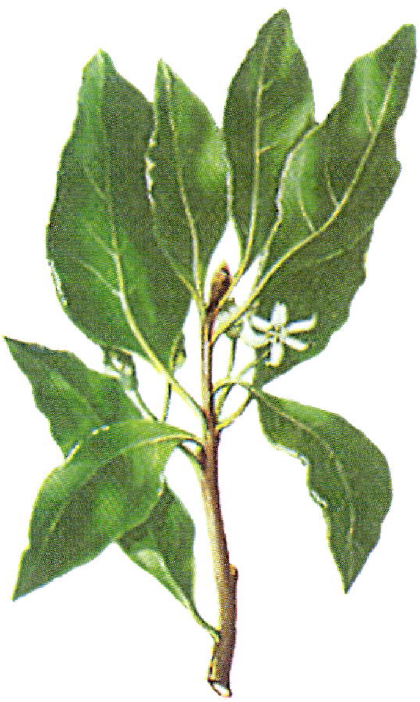

L'huile essentielle au fort pouvoir antiviral est diurétique, carminative et stimulante. Certains auteurs la recommandaient inconsidérément comme l'huile essentielle antitabac car elle aiderait à éviter l'accoutumance et favoriserait l'élimination des déchets toxiques dus à l'usage de la cigarette.

Mais l'huile essentielle s'est rélévée hautement toxique, abortive, irritante pour les muqueuses. De plus, il y a de grandes chances qu'elle soit cancérigène.

Danger : toxique et cancérigène.

LILIACÉES

Ail, Oignon, Jacinthe

Bien curieuse famille que les liliacées ou amaryllidacées puisqu'on y retrouve d'un côté, l'Ail et l'Oignon et d'un autre la Jacinthe et autres tulipes, des plantes à bulbe qui se caractérisent par leur parfum fort et souvent agressif qui garantit la protection de la plante contre les formes souterraines de vie animale et bactérienne. Mais cela limite leur usage en aromathérapie.

Les propriétés médicinales de l'Ail et de l'Oignon, certainement dans les plus anciennes plantes cultivées, étaient connues depuis l'antiquité en orient comme en occident. Puissamment antivirales et anti-microbiennes, leurs huiles essentielles luttent avec succès contre les infections, stimulent les défenses immunitaires pour maintenir l'intégrité du corps.

Il n'est pas possible d'obtenir de l'huile essentielle de Jacinthe (Hyacinthus orientalis scilla mutans) mais seulement en concret, ce qui exclut tout usage par voie interne. Le parfum doux et fleuri de la Jacinthe possède des propriétés sédatives et hypnotiques qui le font recommander aux personnes fatiguées mentalement ou en mal de créativité.

OIGNON

(Allium cepa)

Provenance : France, Allemagne, Égypte.

Distillation : *L'huile essentielle est de couleur jaune plus ou moins foncé . Il est difficile de s'en procurer.*

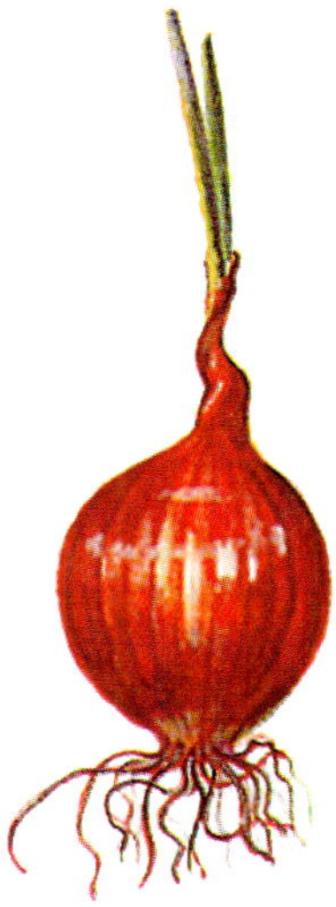

A cause de son odeur sulfureuse et de son effet lacrymogène, elle n'est pratiquement pas utilisée en aromathérapie malgré **ses propriétés** : antiseptique, digestive, dépurative, hypotensive, hypoglycémiante. Elle sert par contre comme aromate dans l'industrie alimentaire : sauces salade, plats cuisinés, sodas.

AIL

(Allium sativum)

Provenance : France, Égypte, Chine, Japon.

Distillation : *Les gousses d'ail écrasées donnent une huile essentielle presque translucide.*

Là encore, dommage que son odeur la rende si difficile d'emploi **car son action thérapeutique est puissante** : antivirale, anti-microbienne, dépurative, expectorante, fébrifuge, hypotensive et tonique.

On trouve en magasin diététique des capsules d'huile essentielle d'Ail ou d'Ail-Persil, le Persil réduisant son odeur et la rendant plus digeste. Elles sont à prendre pendant les repas et permettent de lutter contre l'hypertension, et les maladies de cœur. Elles renforcent la résistance du corps aux infections et aident au traitement des angines.

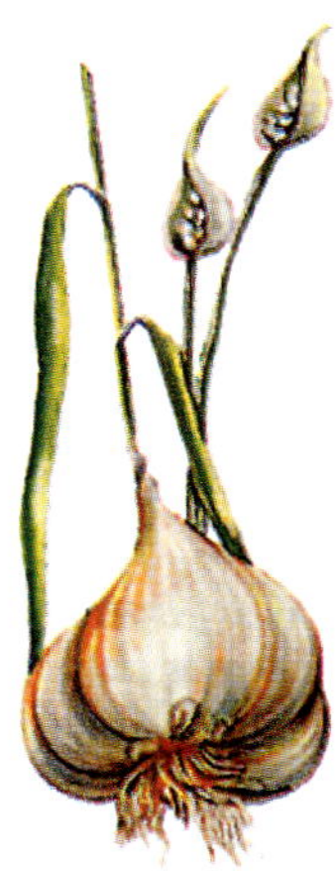

MORACEES

Houblon

Le Houblon est la seule plante à être distillée dans la famille des moracées. L'huile essentielle est curieusement absente des ouvrages consacrés à l'aromathérapie. Pourtant ces propriétés sont tout fait originales.

HOUBLON
(Humulus lupulus)

Provenance : France, Grande-Bretagne, Allemagne.

Distillation : *L'huile essentielle provient des boutons séchés qui dégagent déjà à l'état naturel une odeur riche, prenante et relaxante. Elle a une belle couleur ambrée aux reflets rouge et jaune.*

A la base de la bière à laquelle il transmet ses propriétés sédatives, le Houblon porte ses fleurs mâles et femelles sur des plants différents. Et son huile essentielle agit puissamment sur le système endocrinien, favorisant la production des œstrogènes. Elle réduit la tension nerveuse et régularise l'activité sexuelle. Elle est particulièrement recommandée aux personnes déprimées.

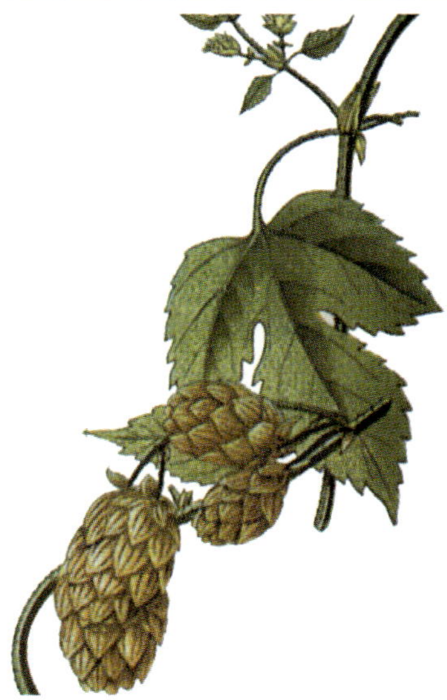

Propriétés : antispasmodique, diurétique, soporifique, sédative, bactéricide, carminative.
Indications : asthme, toux, crampes menstruelles, règles insuffisantes, maux de tête, insomnie, hyperactivité sexuelle.

Usage : voie interne.

MYRISTICACEES

Muscade

MUSCADE

(Myristica fragans ou Nux machata)

Provenance : Antilles, Indonésie, Java, Sri Lanka,....

Distillation : *Cet arbre d'une vingtaine de mètres, originaire des îles Moluques, donne des graines appelées noix de Muscade qui sont distillées lorsqu'elles sont sèches. L'huile essentielle, très pâle, a un parfum épicé, poivré, très aromatique.*
La noix est enveloppée d'une coque charnue, qui, après distillation, donne une huile essentielle appelée "Macis" de moindre qualité bien que de composition pratiquement identique.

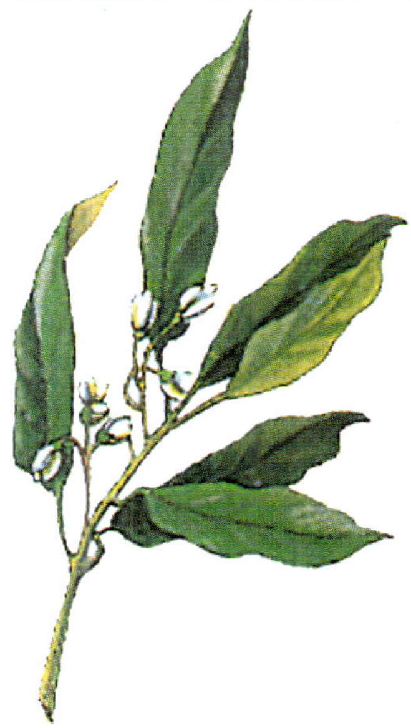

Le Muscadier fut introduit en Occident par les marchands arabes. Les Portugais s'assurèrent le monopole de son commerce jusqu'en 1605, date à laquelle les Hollandais s'emparèrent de leurs possessions. Les plantations furent placées sous surveillance militaire et tous les arbres des îles avoisinantes systématiquement détruits afin de rendre toute concurrence impossible. Des tonnes d'épices se trouvèrent même brûlées ! En 1768, le Français Pierre Poivre réussit cependant à en voler quelques plants et le Muscadier se répandit dans différents pays tropicaux.

Appréciée depuis le début du moyen âge, la noix de Muscade entrait dans la composition de nombreux baumes, élixirs, onguents, etc. En 1704, Pollini dédia huit cents pages aux vertus de la noix de Muscade, dont ces quelques lignes « personne ne peut se passer de cette noix, la plus salutaire de toutes les médecines ! » C'est effectivement un tonique et un stimulant puissant.

Elle sert à parfumer de nombreuses préparations alimentaires et entre souvent dans la composition d'alcools et d'élixirs.

Propriétés : tonique, stimulant nerveux et circulatoire, digestive, antiseptique intestinal, sédative, analgésique, aphrodisiaque.
Indications : problèmes digestifs, infections intestinales, flatulence, asthénie, fatigue cérébrale, impuissance, névralgies, douleurs rhumatismales.

Usage : voie interne et voie cutanée réservées aux professionnels.

Danger : l'huile essentielle est stupéfiante, toxique à hautes doses. Elle peut provoquer des nausées et une accélération cardiaque.

MYRTACÉES

Cajeput, Eucalyptus, Girofle, Myrte, Niaouli, Poivre rouge, Tea-Tree.

Les myrtacées poussent dans les zones tropicales. Confrontées aux forces puissantes de la terre et de l'eau en relation avec les fortes influences tropicales, les myrtacées y opposent un principe très structuré. Les plantes et les arbres de cette famille ont un aspect noble et harmonieux qui exprime le parfait équilibre entre les quatre éléments dans la constitution de ce type, lequel ne produit pas de plantes vénéneuses.

Les feuilles sont solides et simples. Elles s'ouvrent à la sphère supra-végétale et animale en un processus de floraison intense (la pollinisation se fait grâce aux insectes et aux oiseaux). Cette famille donne des fruits délicieux: grenade, groseilles, goyave.

La pénétration en profondeur de la chaleur tropicale dans la feuille, la fleur, l'écorce et le bois génère des huiles éthériques et des résines aromatiques. Cette famille produit également certains condiments (Clous de girofle, Poivre rouge), ainsi que des bois très durs, ce qui montre la relation de cette famille avec l'élément terre.

CAJEPUT

(Melaleuca leucadendron)

Provenance : Malaisie, pays de L'Est.

Distillation : *L'huile essentielle issue des feuilles et des rameaux est jaune vert avec un fort parfum camphré. On distille aussi les variétés Melaleuca cajeputi et quinquenervia.*

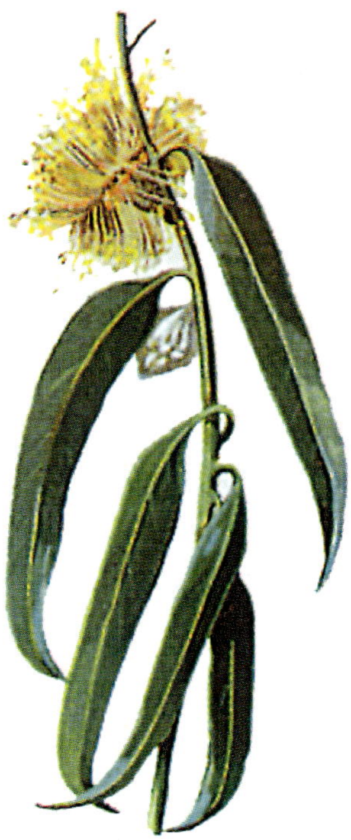

En Malaisie et à Java, l'huile de Cajeput est un remède traditionnel contre le choléra et les rhumatismes.

L'huile essentielle de Cajeput est proche de celle de l'Eucalyptus et du Pin mais son action est plus douce. On la retrouve dans de nombreuses préparations pectorales ainsi que comme insecticide et antiparasite. C'est une huile essentielle très agréable et très bénéfique en diffusion.

Propriétés : antiseptique pulmonaire, urinaire, intestinal, antispasmodique, antinévralgique, sudorifique, fébrifuge.
Indications : Bronchites, tuberculose, cystites, urétrite, dysenterie, diarrhée, amibes, rhumatismes, douleurs articulaires, maux d'oreilles.

Usage : voies respiratoire et cutanée. Voie interne possible.

EUCALYPTUS

(Eucalyptus globulus)

Provenance : Australie, Espagne, Portugal, Brésil, Californie, Chine.

Distillation : *A partir des feuilles et des rameaux séchés, on obtient une huile essentielle fluide de couleur jaune avec une forte odeur camphrée. Il y a plus de 700 variétés d'Eucalyptus de par le monde et de nombreuses variétés sont distillées pour l'aromathérapie, la parfumerie et l'usage industriel.*
La variété Radiata australiana, riche en cineol comme l'Eucalyptus globulus est plus doux et plus sucré. Elle est considérée comme la meilleure en aromathérapie.
La variété Eucalyptus dives ou piperita, Eucalyptus mentholé, distillé en Afrique du Sud, est indiqué pour les bronchites, maux de gorge, rhumes, maux de tête, sciatique, fatigue nerveuse et douleurs musculaires.
La variété Eucalyptus citriodora, Eucalyptus citronné, est recommandée pour la fièvre, la toux, les blessures et les piqûres d'insectes.

Originaire d'Australie, où il était considéré par les aborigène puis par les colons blancs comme une panacée, l'Eucalyptus s'est étendu à toutes les régions tropicales et subtropicales de la planète. Il est depuis très longtemps employé en médecine et son huile essentielle est un remède polyvalent très puissant.

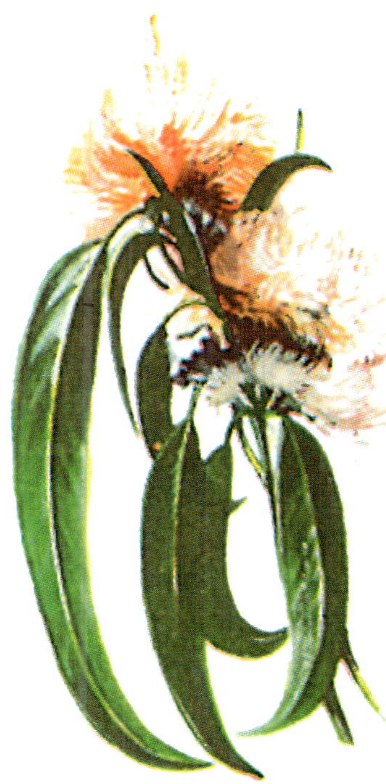

Un des arbres les plus hauts du monde, l'Eucalyptus est aussi profondément enraciné, afin de trouver des nappes aquifères et d'en puiser l'eau jusqu'à ses branches et ses feuilles. Il est utilisé pour assécher les zones marécageuses et les débarrasser des moustiques. Il pousse à une vitesse surprenante mais son bois est fort et relativement imputrescible. Les feuilles, en forme d'épée, sont orientées de façon à éviter une trop grande exposition au soleil.

Énergétiquement, l'Eucalyptus amène les forces de la terre et de l'eau dans la sphère claire et sèche de l'air et de la lumière où il attire les forces astrales afin de produire l'huile essentielle. D'où son action sur les systèmes urinaire et pulmonaire. L'Eucalyptus sera bénéfique pour traiter les inflammations pulmonaires et les mucosités excessives.

Propriétés : antiseptique, antirhumatismal, cicatrisant, déodorant, diurétique, expectorant, hypoglycémique, stimulant, vulnéraire.

Indications : problèmes respiratoires (asthme, bronchite, rhume, toux, sinusite,...), fièvre, grippe, arthrite, douleurs musculaires, blessures et plaies, maux de tête, infections urinaires, désodorise et éloigne les insectes.

Usage : voies cutanée et respiratoire. Voie interne réservée aux professionnels.

Danger : l'huile essentielle d'Eucalyptus globulus peut être toxique à des doses relativement faibles. Elle serait fatale partir de 3,5 ml.

GIROFLE

(Eugenia caryophyllata, Syzygium aromaticum)

Provenance : Madagascar, Zanzibar, Indonésie.

Distillation : *On distille les tiges et les feuilles mais l'huile essentielle obtenue, très dermocaustique à cause de la présence massive d'eugénol, est déconseillée. L'huile essentielle issue des Clous de girofle séchés est la seule qui doit être employée, et encore avec précaution. Elle a une couleur marron, son parfum est chaud et pimenté.*
D'une manière inexplicable, l'eugénol n'est pas présent dans l'huile essentielle obtenue à partir des girofliers sauvages des îles Moluques.

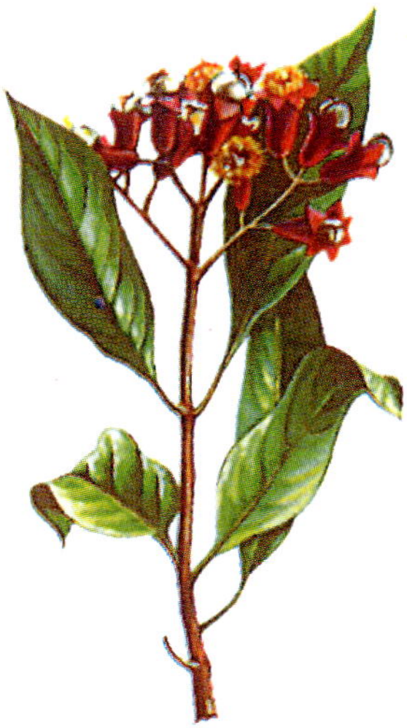

Originaire des îles Moluques, le Giroflier est une des épices les plus connues du monde avec le Poivre noir, la Cannelle et la noix de Muscade. Les Clous de girofle étaient si précieux qu'ils furent la cause de plusieurs guerres. Son commerce fut exclusivement contrôlé par les Portugais, qui possédèrent les Moluques jusqu'à ce que les Hollandais les en chassent au dix-septième siècle. Ces derniers détruisirent toutes les plantations, à l'exception de celle de l'île Amboine afin de garantir leur monopole et de faire monter les prix. Puis les Français, après en avoir volé quelques plans, créèrent de nouvelles plantations en Guyane, Zanzibar, La Réunion et Trinidad.
L'huile de Clous de girofle fut longtemps utilisée comme analgésique en dentisterie.
Dans le Giroflier, les forces terrestres des racines s'élèvent dans la sphère florale. L'huile essentielle des Clous de girofle, plus dense que l'eau et peu volatile, est lourde et brûlante, ce qui révèle que les forces cosmiques de feu ont été fortement enfouies dans le sol. Cette interaction spéciale des énergies de la terre et du feu dans la sphère florale a une action puissante sur le métabolisme: le Clou de girofle stimule la digestion des nourritures riches et régularise la fonction digestive.

Usage : voies interne et cutanée avec précaution. Toujours diluer largement.

Danger : très dermocaustique. Risque d'irritations et de brûlures de la peau.

Propriétés : antinévralgique, analgésique, antiseptique puissant, cicatrisante, stomachique, carminative, aphrodisiaque, stimulante, antiparasite.
Indications : maux de dents, prévention des maladies infectieuses, asthénie physique et intellectuelle (renforce la mémoire), dyspepsie, fermentations gastriques, flatulence, impuissance, plaies infectées, ulcères.

MYRTE

(Myrtus communis)

Provenance : Afrique du Nord, Italie, France

Distillation : *Les feuilles donnent une huile essentielle jaune-orangé au parfum frais et doux.*

Les Grecs et les Romains utilisaient déjà la Myrte pour les affections pulmonaires et urinaires. Au seizième siècle, les branches et les fleurs étaient employées pour les soins de la peau dans une lotion tonique et astringente, "l'eau des anges".

La douceur de l'action de la Myrte et son absence totale de toxicité la font recommander pour les affections pulmonaires des enfants. Elle remplace avantageusement l'Eucalyptus en usage interne.

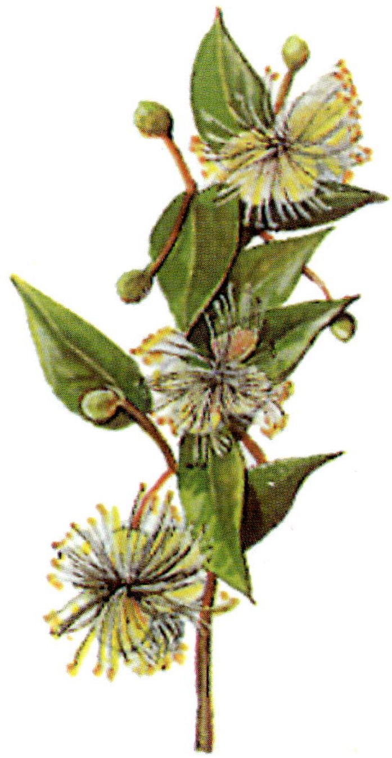

Propriétés : antiseptique pulmonaire et urinaire, expectorant, antispasmodique, vulnéraire, sédative.
Indications : affections pulmonaires (toux, bronchites, asthme, tuberculose), acné, peaux grasses, hémorroïdes.

Usage : voie interne.
Recommandé pour les enfants.

NIAOULI

(Melaleuca viridiflora)

Provenance : Madagascar, Australie, Nouvelle-Calédonie.

Distillation : *L'huile essentielle des feuilles est de couleur jaune-vert avec un fort parfum camphré. Elle est souvent rectifiée ou falsifiée.*

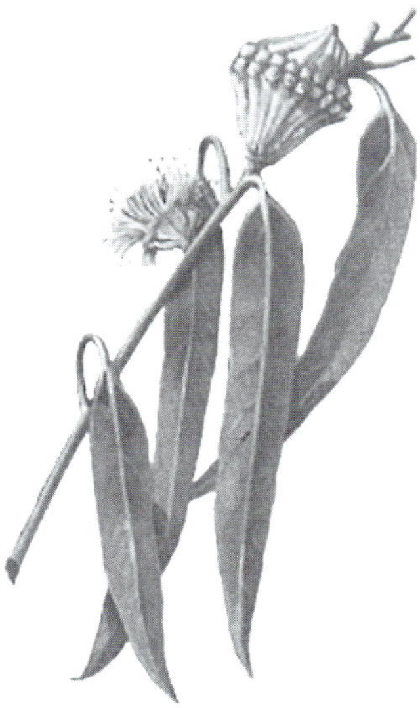

L'huile essentielle, appelée aussi Goménol, servit dans de nombreuses préparations pharmaceutiques. Son usage intensif chez toute une génération d'enfants est responsable de désensibilisation de l'odorat.

Usage : voies interne, cutanée et diffusion.

Propriétés : Ses propriétés sont les mêmes que l'Eucalyptus. C'est en plus un stimulant de la circulation sanguine locale et de la production d'anticorps.
Indications : Comme l'Eucalyptus avec d'excellents résultats pour l'huile véritable.

POIVRE ROUGE

(Pimenta dioica et racemosa)

Provenance : Caraïbes, Amérique centrale.

Distillation : *distillation des feuilles et parfois des baies pour obtenir une huile jaune foncé au parfum chaud, épicé et balsamique, proche du Clou de girofle.*

Les deux variétés distillées portent des noms variés dans différentes régions du monde : Poivre de la Jamaïque ou Piment pour la variété dioica, Piment âcre, Cannelle sauvage, Baies rhum pour racemosa. Il s'agit d'arbres tropicaux de 8 à 10 m de haut donnant des baies semblables à des grains de Poivre.

La variété dioica est plus riche en eugénol irritant pour les muqueuses et la peau.

La variété racemosa est célèbre car on distille ses baies dans du rhum pour faire repousser les cheveux.

Racemosa

Propriétés : analségique, expectorant, antiseptique, astringent, stimulant, antispasmodique, chauffant musculaire.
Indications : douleurs musculaires et articulaires, rhumatismes, circulation sanguine difficile, coups de froid, traitement des cheveux gras et dévitalisés, perte des cheveux.

Usage : voies interne et externe avec précaution. Diluer largement.

Dioica

Propriétés : analgésique, antiseptique pulmonaire, antioxydant, carminatif, stimulant, chauffant musculaire.
Indications : bronchites, congestions pulmonaires, indigestion, nausées, dépression, épuisement, crampes, douleurs musculaires, refroidissement extrême du corps.

Danger : dermocaustique. Risque de brûlures des muqueuses.

TEA TREE

(Melaleuca alternifolia)

Provenance : Australie

Distillation : *Les feuilles donnent une huile essentielle presque transparente, légèrement verdâtre avec une odeur fraîche et camphrée, seulement produite en Australie.*

Les aborigènes utilisent depuis des millénaires les propriétés très variées de cet " arbre à thé" dont l'écorce se détache en longs lambeaux. Des recherches scientifiques récentes ont montré que l'huile essentielle est un anti-infectieux et un anti-viral puissant qui renforce les défenses immunitaires. C'est un remède souverain pour soulager les piqûres d'insectes, les coups de soleil, et désinfecter les blessures. Presque inconnu en France, le Tea Tree est de plus en plus employé dans les pays anglo-saxons.

Propriétés : stimulant immunitaire, cicatrisant, anti-infectieux urinaire et génital, balsamique, expectorant, antiviral, anti-inflammatoire.
Indications : fièvre, grippe, rhumes, bronchites, sinusites, toux, cystite, infections vaginales, abcès, brûlures, herpès, piqûres d'insectes, verrues, soins des peaux grasses.

Usage : voies interne et cutanée.

OMBELLIFÈRES

Angélique, Aneth, Anis, Carotte, Céleri, Coriandre, Cumin, Fenouil, Férule, Galbanum, Livèche, Persil.

Cette famille est caractérisée par l'extrême division de ses feuilles. Chez l'Aneth ou le Fenouil, elles se terminent dans une sorte d'explosion aérienne surprenante. La feuille est l'organe d'interaction et d'affrontement entre l'air et l'eau, la lumière et l'obscurité. Les ombellifères sont de toute évidence très sensibles à cet affrontement. L'interaction de l'air, de la lumière, de l'eau et de la terre au travers de ces feuilles extrêmement ramifiées donne naissance, dans un processus de contraction, à une racine ou un rhizome très robuste qui peut rester en terre pendant plus d'une année.

Puis la plante pousse rapidement, dans une sorte d'explosion rayonnante jusqu'au bouquet final des fleurs en ombelles.

L'interaction privilégiée de cette famille avec l'élément air est encore accentuée par sa capacité à incorporer l'air dans ses tiges creuses, ses graines, et ses rhizomes.

Dans la plante archétypale, l'interaction entre l'organisme éthérique de la plante et les forces astrales environnantes a lieu dans la sphère florale.

Ce processus se manifeste au travers des couleurs et du parfum de la fleur, ainsi qu'au travers de la production du nectar. Les ombellifères attirent les forces cosmiques dans leurs feuilles et leurs tiges. Leurs substances aromatiques sont plus lourdes, plus fortes et moins fines que les senteurs florales.

Les ombellifères commencent leur processus de fructification dans leurs feuilles et leurs racines. Ils donnent certains des légumes les plus parfumés (Carotte, Céleri, Fenouil) et des condiments (Persil, Coriandre, Anis, Cumin, Carvi, Cerfeuil...).

En plus de ce mouvement descendant, il existe également un mouvement ascendant de production de mucilages et de gommes, une autre caractéristique de cette famille.

L'action thérapeutique des ombellifères est assez facile à comprendre: ils ont avant tout une affinité évidente avec le système digestif (surtout les intestins), une action importante sur les sécrétions et sur le système glandulaire. Ils sont également indiqués dans le cas de certaines maladies respiratoires.

ANGÉLIQUE
(Angelica Archangelica)

Provenance : Belgique, France, Pologne.

Distillation : *On distille les graines et les racines pour obtenir deux huiles essentielles pratiquement incolores aux propriétés proches. L'huile issue des racines fonce avec le temps et elle a un parfum riche et légèrement musqué, très apprécié en parfumerie de luxe. Celui de l'huile essentielle de graines est plus frais et plus épicé. Angelica Archangelica est une variété cultivée à la différence d'Angelica Sylvestris, sauvage et qui n'est pratiquement plus ramassée pour la distillation.*

Cette plante était extrêmement appréciée des physiciens de la Renaissance. Paracelse indique qu'elle fut d'une aide précieuse lors de l'épidémie de peste de Milan en 1510.

Prolifique, elle pousse dans les sols humides et sous des climats plutôt tempérés (à l'état sauvage le long des cours d'eau et des canaux d'irrigation). C'est la plante de l'élimination par excellence. Elle aidera à éliminer les toxines, à purifier le sang, la lymphe et à stimuler le système glandulaire. Elle sera recommandée dans les cas de fatigue, de nervosité, pour les convalescents et les personnes âgées.

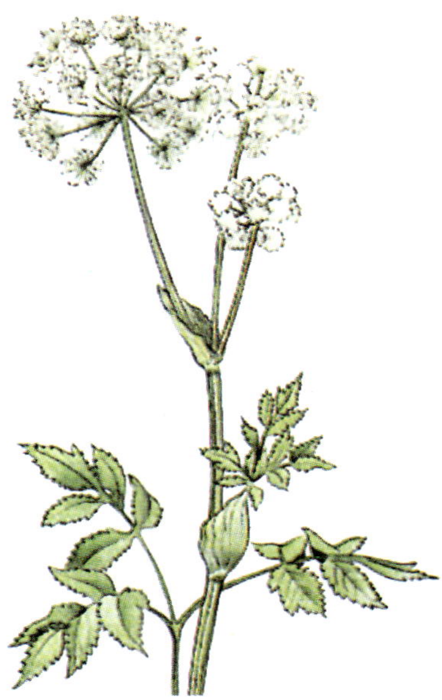

Propriétés : dépurative, sudorifique, stomachique, digestive, apéritive, stimulante, tonique, céphalique, revitalisante.
Indications : problèmes digestifs d'origine nerveuse (crampes, aérophagie, migraines, indigestion.), asthénie, anémie, anorexie, rachitisme, fatigue, rétention d'eau, accumulation de toxines, soins des peaux congestionnées ou irritées, bronchite, grippe, pleurésie.

Usage : voies interne, cutanée et respiratoire. Parfum.

Danger : déconseillée durant la grossesse et en cas de diabète. Éviter l'exposition au soleil avec l'huile issue des racines (photosensible).

ANETH

(Anethum graveloens)

Provenance : France, Allemagne, Angleterre, Espagne, USA.

Distillation : *Les européens distillent les graines tandis que les américains produisent une huile essentielle à partir des feuilles. L'huile issue des graines est beaucoup plus riche en carvone, une substance active spécifique mais d'une manière plus générale la composition et les propriétés de l'huile essentielle d'aneth dépendent beaucoup de son lieu de culture.*
L'huile essentielle est très pâle et très liquide avec un parfum frais caractéristique de la plante.

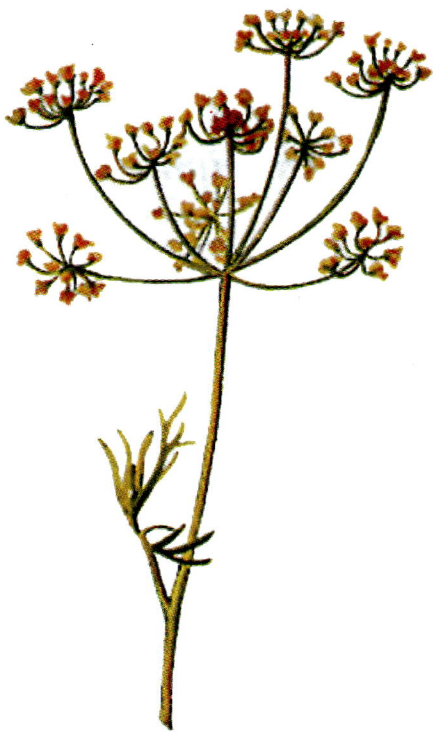

L'Aneth est cultivé depuis longtemps pour son usage culinaire, plus spécialement avec le poisson comme le Fenouil. Ses graines servent aussi à parfumer le pain dans les pays germaniques. Les propriétés de l'huile essentielle sont essentiellement digestives et elle est utilisée dans les condiments, les boissons ainsi que pour parfumer savons et produits de toilette.

Indications : indigestion, colique, flatulence, digestion lente, règles absentes, favorise la lactation.

Usage : voie interne essentiellement. Parfum.

ANIS

(Pimpinella anisum)

Provenance : Espagne, Égypte, Afrique du nord, Russie.

Distillation : *La distillation des graines donne une huile essentielle légèrement jaune, au parfum rafraîchissant et stimulant. Sa vente est interdite en France à cause de son usage possible pour fabriquer des boissons alcoolisées et de ses propriétés stupéfiantes. Ne pas confondre avec l'Anis étoilé ou Badiane d'une autre famille botanique.*

L'Anis, mentionné dans les Védas et la Bible, était une des principales plantes médicinales de l'antiquité tant en Orient qu'en Occident. Pythagore lui attribuait déjà de remarquables propriétés carminative et apéritive, d'où son emploi pour l'anisette, le pastis ou le raki (apéritif turc).

A la différence de la plupart des ombellifères, l'Anis développe des fleurs et des graines dès la première année. Seuls les climats très secs permettent à ses graines de mûrir et elles condensent alors toute la chaleur du soleil dans leur parfum. L'huile essentielle, très stimulante, a rapidement des effets narcotiques.

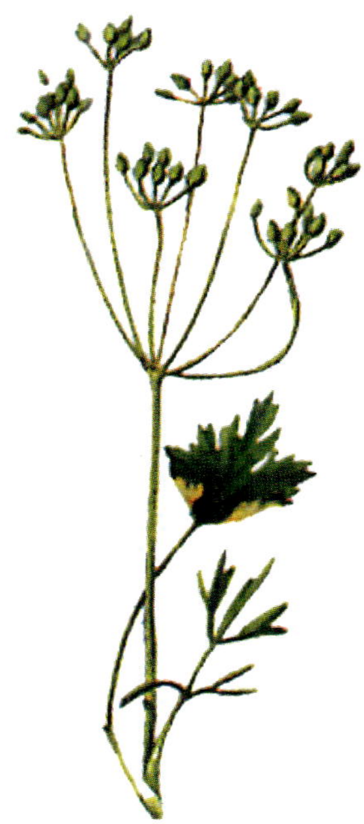

Propriétés : stomachique, carminative, antispasmodique, stimulant respiratoire et cardiaque (faibles doses), galactogène, diurétique, aphrodisiaque.

Indications : dyspepsie, aérophagie, gaz, palpitations, migraines digestives, asthme, spasmes respiratoires, impuissance, frigidité, montée de lait insuffisante.

Usage : voie interne réservée aux professionnels.

Danger : risque de désordres cérébraux à hautes doses. Narcotique. Risque de réactions allergiques. A éviter durant la grossesse.

CAROTTE

(Daucus Carotta)

Provenance : France principalement.

Distillation : *L'huile essentielle issue des graines séchées est d'une belle couleur jaune ambre avec un odeur chaude qui rappelle les parfums boisés.*

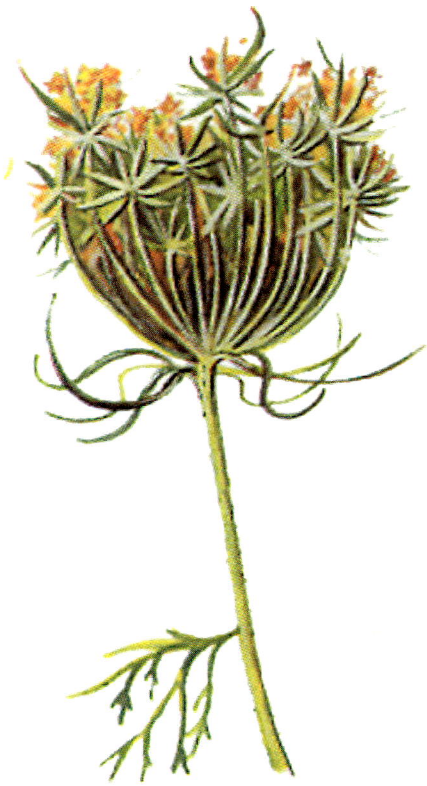

La Carotte, originaire d'Europe, s'est répandue dans le monde entier comme un légume fort apprécié. Il est préférable de trouver de l'huile essentielle de Carotte sauvage.

Ses propriétés hépatiques et diurétiques ont été reconnues à partir du XVIe siècle et on les retrouve dans l'huile essentielle qui fait également merveille dans les soins de la peau qu'elle revitalise. On dit qu'elle favorise la conception.

Propriétés : stimulant hépatique, dépurative, diurétique, stimulant pancréatique, emménagogue, cicatrisant, vasodilatateur, relaxant musculaire.
Indications : crises de foie, engorgement de la vésicule biliaire, pour régénérer le foie après jaunisse et hépatite, œdèmes, problèmes rénaux, indigestion, constipation, diabète, eczéma, acné, rides, peaux dévitalisées, fatiguées, brûlures, règles irrégulières.

Usage : voies interne et cutanée. La douceur de son action et son absence de toxicité la font recommander pour les enfants.

CELERI

(Apium graveolens)

Provenance : Inde, Hollande, Chine, USA.

Distillation : *L'huile essentielle obtenue partir des graines est jaune orangé avec une odeur tenace, douce et épicée.*

Propriétés : apéritive, dépurative, digestive, antiseptique urinaire, hépatique, emménagogue, galactogène.
Indications : indigestion, crises de foie, jaunisse, arthrite, goutte, sang épais, cystite, aménorrhée, problèmes glandulaires.

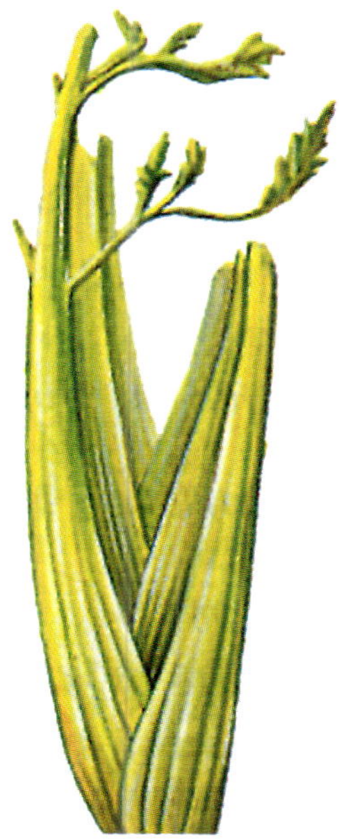

Usage : voie interne.

Danger :éviter durant la grossesse.

CORIANDRE

(Coriandum sativum)

Provenance : Afrique du Nord, Espagne, Russie.

Distillation : *Les graines de coriandre écrasées et distillées produisent une huile essentielle jaunâtre à l'odeur musquée et épicée. L'huile essentielle issue de la distillation de toute la plante, plus rare, a des propriétés différentes.*
On distille aussi les graines de ***Carvi*** *(Carum carvi) qui donnent une huile essentielle à l'odeur forte et chaude, très utilisée dans l'industrie alimentaire et dont les vertus thérapeutiques sont surtout digestives et respiratoires : colique, flatulence, spasmes digestifs, manque d'appétit, bronchites, toux, rhumes.*

On a retrouvé des graines de Coriandre dans les sépultures égyptiennes du temps de Ramsès II et plusieurs auteurs antiques (Pline, Théophraste, Galien) lui reconnaissaient déjà des vertus digestives et stimulantes.

Le Coriandre entre dans la composition de liqueurs comme la Bénédictine ou la Chartreuse. Il sert également à parfumer les tabacs.

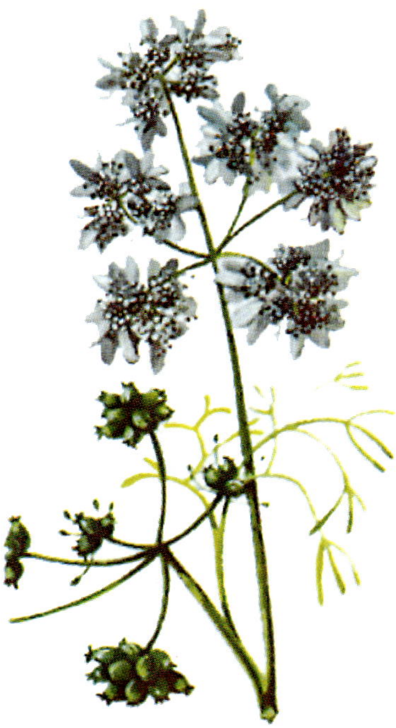

Propriétés : carminative, digestive, dépurative, antioxydant, aphrodisiaque, stimulant cardiaque, circulatoire et nerveux.
Indications : aérophagie, digestion lourde, flatulence, crampes digestives, coliques, nausées, anorexie, arthrite, goutte, mauvaise circulation sanguine, raideurs musculaires et articulaires, fatigue nerveuse.

Usage : par voie interne avec précaution.

Danger : stupéfiant à hautes doses.

FENOUIL

(Foenilum vulgare)

Provenance : Espagne, Afrique du Nord, Inde, Japon.

Distillation : *La distillation des graines de Fenouil doux donne une huile essentielle légèrement jaune avec un parfum doux, anisé et un peu poivré. Celle des graines de Fenouil amer, ou même de toute la plante tire sur l'orange avec une odeur plus forte et camphrée. Elle est réputée plus efficace mais ne doit pas être utilisée sur la peau car elle peut être responsable de réactions allergiques.*

Au moyen âge, le Fenouil avait la réputation d'éloigner les mauvais esprits et de protéger des sorciers. Plus prosaïquement, il a sa place depuis l'antiquité comme légume dans tous les pays méditerranéens d'où il s'est répandu dans le monde entier et les orientaux l'apprécient fort.

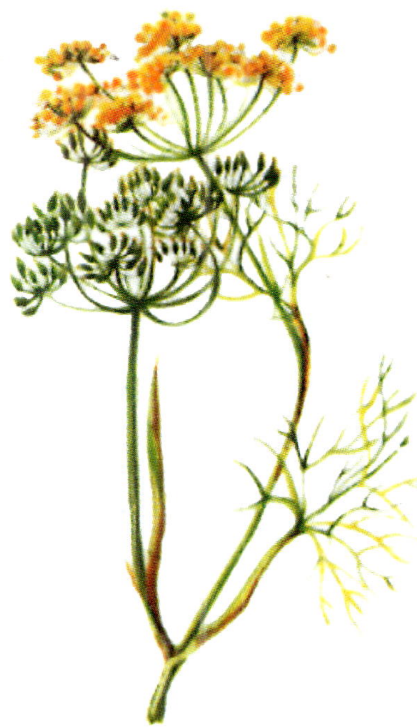

Propriétés : apéritive, stomachique, carminative, diurétique, laxative, emménagogue, galactogène, antispasmodique, tonique de la rate.
Indications : dyspepsie, flatulences, aérophagie, digestion difficile, nausée, constipation, calculs biliaires, anorexie, obésité, cellulite, aménorrhée, ménopause, lait insuffisant, soins des peaux grasses et congestionnées.

Usage : voie interne avec précaution. Voie externe pour le Fenouil doux.

Danger : narcotique à hautes doses. Risques allergiques avec le Fenouil amer.

GALBANUM, FERULE
(Ferula galbaniflua, assa foetida)

Provenance : Turquie, Iran, Liban.

Distillation : *La plante produit une résine brune et visqueuse obtenue par incision et qui, distillée, donne une huile essentielle presque incolore avec des reflets olive et une odeur fraîche et boisée.*
Il existe aussi une variété Ferula assa foetida, appelée Férule ou Fenouil géant, originaire d'Asie du Sud-Est dont l'huile essentielle a des propriétés différentes. Son odeur est âcre, proche de celle de l'Ail.

Le Galbanum était utilisé par les Égyptiens comme encens et pour l'embaumement. Son usage remonte à la plus haute antiquité. L'huile essentielle est importée des pays d'origine pour être distillée aux États-Unis et en Europe mais il reste assez difficile de s'en procurer.

On vend sous l'appellation de Galbanol de l'huile essentielle rectifiée qui sert essentiellement de fixatif pour les parfums.

Usage : voie interne. Parfum.

Propriétés :
- **Galbanum** : analgésique, anti-inflammatoire, antispasmodique, aphrodisiaque, cicatrisant, digestif, diurétique, expectorant, hypotensive.
- **Férule** : antispasmodique, hypotensive, expectorant, stimulant.

Indications :
- **Galbanum** : asthme, bronchite, toux, indigestion, mauvaise circulation, douleurs musculaires et articulaires, tension nerveuse, acné, inflammations de la peau, coupures, soins des peaux sèches et ridées.
- **Férule** : asthme, bronchite, toux, fatigue nerveuse.

LIVECHE

(Levisticum officinale)

Provenance : France, Belgique, Hongrie, Allemagne.

Distillation : *Les racines donnent une huile essentielle brun-vert avec une odeur de terre épicée, les feuilles une huile essentielle jaune clair au parfum plus floral. Les deux ont des propriétés thérapeutiques semblables.*

Propriétés : digestive, dépurative, antiseptique urinaire, diurétique, emménagogue, antispasmodique.
Indications : rhumatismes, goutte, œdèmes, mauvaise circulation, rétention d'eau, anémie, indigestion, flatulences, crampes digestives, cystite, dysménorrhée.

Danger : déconseillée pendant la grossesse. Risque de réaction photosensible en cas d'exposition au soleil.

La Livèche est appréciée depuis longtemps pour ses propriétés médicinales et elle était réputée améliorer la vue, d'où sa culture dans les jardins qu'elle décore de son feuillage ornemental et odorant mais aussi de ses belles fleurs jaunes. L'huile essentielle sert à parfumer savons et cosmétiques.

Usage : voie interne. Parfum.

PERSIL

(Petroselinum sativum)

Provenance : France, Allemagne, Pays-Bas.

Distillation : *La distillation des graines produit une huile essentielle jaune brun dont l'odeur rappelle la plante. La plante entière donne une huile essentielle vert jaune au parfum lourd et doux.*

Natif de Grèce, le persil est une plante médicinale et culinaire appréciée pour sa richesse en vitamines A et C. L'huile essentielle ne contient pas de vitamines mais a des effets dépuratifs marqués. Cependant, comme elle est abortive, sa vente est interdite. De ce fait, elle est employée pour agrémenter les condiments et certaines boissons à cause de son effet rafraîchissant ainsi que pour les parfums et eaux de toilette pour hommes.

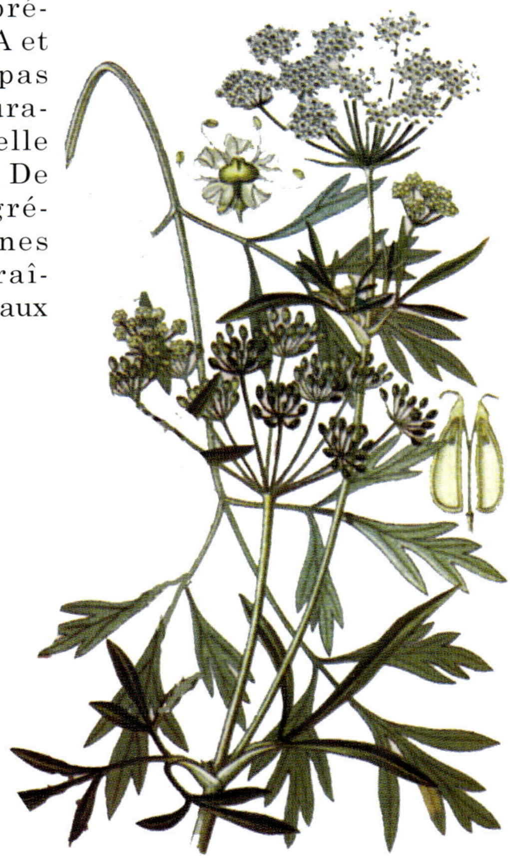

Propriétés : dépuratif, astringent, antiseptique, diurétique, antirhumatismal, hypotensif, emmenagogue, tonique utérin.
Indications : rhumatismes, arthrite, sciatique, cellulite, coliques, indigestion, hémorroïdes, cystite, règles absentes ou trop abondantes, facilite l'accouchement.

Usage : voie interne réservée aux professionnels.

Danger : abortive. Usage prolongé déconseillé. Risque d'irritation de la peau et des muqueuses.

PIPÉRACÉES

Poivre noir, Poivre.

Les pipéracées désignent la famille des poivres dont on distille plusieurs espèces. La plus commune est le Poivre noir dont l'huile essentielle est extrêmement tonique. Le Poivre blanc ne désigne pas une espèce spécifique : il s'agit simplement d'un Poivre noir dont on a ôté l'enveloppe extérieure. Il ne faut pas confondre le véritable Poivre avec le Poivre de cayenne qui désigne le Paprika.

On distille aussi des faux Poivres comme le Piper cubeda ou le Poivre péruvien (Schinus molle) d'une autre famille botanique, celle des Anacardiacées.

POIVRE NOIR
(Piper negrum)

Provenance : Java, Sumatra, Inde, Chine, Madagascar.

Distillation : *Les grains de poivre donnent une huile essentielle de couleur jaune vert à l'odeur chaude, sèche et épicée caractéristique. L'huile essentielle est très utilisée dans l'industrie alimentaire.*

Propriétés : stimulant, tonique (digestif, circulatoire, nerveux), stomachique, anti-toxique, réchauffant, asséchant, réconfortant, analgésique, rubéfiant, aphrodisiaque.
Indications : problèmes digestifs (dyspepsie, flatulence, perte d'appétit, nausées, coliques, constipation), fièvre, coups de froid, toux, grippe, névralgies, atonie musculaire, circulation sanguine difficile, douleurs rhumatismales, maux de dents, impuissance.

Le Poivre noir était déjà mentionné dans les textes chinois et sanskrits il y a quelques milliers d'années. Dans le monde occidental, il fut la plus précieuse des épices au moyen âge. L'huile essentielle de Poivre est décrite par Valerius Cordius dans son Compendium Aromatorium daté de 1488. Elle est traditionnellement indiquée comme stimulant, tonique et dans les cas d'excès de froid ou d'eau.

Usage : voies interne et cutanée avec précaution.

Danger : dermocaustique, risque de brûlures de la peau et des muqueuses.

POIVRE

(Piper cubeda)

Provenance : Indonésie.

Distillation : *La distillation des baies, donne une huile essentielle jaune bleutée, visqueuse avec une odeur épicée plus camphrée que le poivre noir. L'huile essentielle est souvent falsifiée avec d'autres variétés.*

Propriétés : antiseptique, expectorant, stimulant, digestif.
Indications : bronchites, toux chroniques, infections rhino-pharyngées, sinusite, digestion lente, cystite, infections urinaires.

Usage : voie interne.

Danger : dermocaustique : risque de brûlures des muqueuses.

ROSACÉES

Amande douce, Rose

La Rose et l'Amande appartiennent à la même famille biologique. Il existe plusieurs milliers de variétés de roses cultivées dans le monde entier. Celle-ci mérite certainement sa réputation de reine des fleurs, tellement son parfum et fin et délicat.

On retrouve l'huile essentielle de Rose dans la composition de presque tous les parfums, même si elle est souvent falsifiée ou synthétique. A l'inverse, l'huile essentielle d'Amande contient de l'acide prussique, un poison bien connu et on profitera des propriétés nourrissantes de l'Amande en utilisant l'huile végétale d'Amande douce obtenue par pression des Amandes.

La similarité botanique des deux plantes explique pourquoi l'alliance de l'huile essentielle de Rose et de l'huile végétale d'Amande douce donne une produit idéal pour l'entretien de la peau, même des plus délicates.

AMANDE DOUCE
(Prunus dulcis amara)

Provenance : Méditerranée, Afrique du nord.

Distillation : *On retrouve le parfum caractéristique de l'Amande douce dans l'huile essentielle incolore et très fluide. L'acide prussique, qui n'est pas présent dans l'Amande à l'état naturel, se forme durant la distillation à raison de moins de 5 %. Pour l'éliminer, l'huile essentielle est rectifiée afin d'être employée dans l'industrie alimentaire.*

Usage : Aucun.

Danger : poison toxique.

ROSE

(Rosa centifolia, Rosa damascena)

Provenance : Maroc, France, Italie, Chine, Inde.

Distillation : *Plusieurs espèces sont distillées dont les deux plus communes sont la* ***Rose de Provence*** *(centifolia) et la* ***Rose bulgare*** *(damascena). Les huiles essentielles obtenues sont épaisses, de couleur jaune jaune-vert, avec un parfum doux, floral et tenace. Compte tenu de son prix faramineux, la véritable huile essentielle de Rose n'est utilisée que dans les parfums de luxe. Autrement elle est presque toujours falsifiée avec des huiles essentielles comme le Géranium, le Lemongrass ou à partir des alcools terpéniques qui entrent dans sa composition : géraniol, citronellol, rhodinol, linalol, etc. Cette falsification est presque impossible à détecter.*

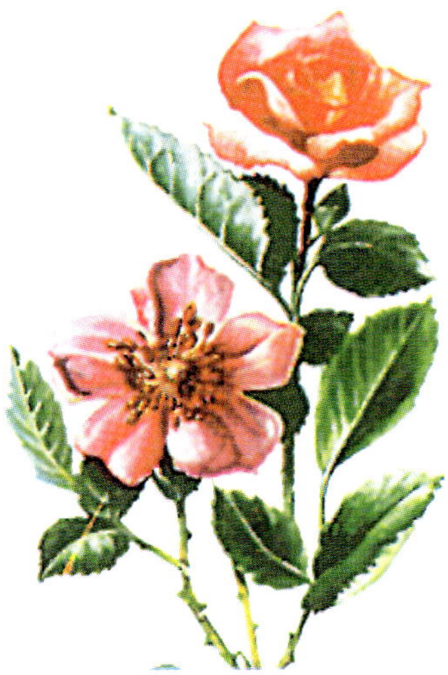

Qu'elle soit issue du sang de Vénus, d'Adonis ou de la Suent de Mahomet, la Rose, reine des fleurs est immémoriale. Célèbrée par les poètes, vénérée dans les livres sacrés, offerte aux dieux et aux rois, la Rose est symbole de l'amour. Des bouquets de Rose furent trouvés dans le sarcophage de Toutankhamon, gage d'amour de la reine Ankhesamon.

Lorsque l'empereur Perse Djihanguyr épousa la princesse Nour-Djihan, le canal entourant les jardins fut empli d'eau de Rose. Ainsi commença la production de la fameuse eau de rose perse. L'eau de Rose, qui reste après la distillation, est un excellent tonique, recommandé pour tous les types de peaux, tous particulièrement en cas de rides, d'inflammations, de rougeurs. Elle est également indiquée pour les soins des yeux (conjonctivite) en ophtalmologie.

Propriétés : antidépresseur, astringente, homéostatique, dépurative, cicatrisant, sédatif nerveux, tonique digestif, aphrodisiaque.

Indications : tension nerveuse, dépression, insomnie, maux de tête, palpitations cardiaques, nausées, frigidité, impuissance, problèmes utérins, soins de la peau : rides, capillaires abîmés, peaux sèches ou sensibles, eczéma, herpès.

Usage : voie interne à condition d'être certain d'utiliser une huile essentielle véritable. Parfum.

RUTACEES

Bergamote, Bois de Santal, Citron, Jaborandi, Mandarine, Néroli, Orange, Pamplemousse, Petit-grain, Rue

La plupart des rutacées poussent dans les régions tropicales. Il s'agit souvent de petits arbres épineux au bois dur, souvent résineux et aux feuilles fermes et vertes. Leurs belles fleurs sont abondantes et dessinées comme des étoiles, leur parfum est délicieusement sucré et légèrement grisant. Le parfum des feuilles est frais, réconfortant, avec une touche d'amertume. Ils donnent des fruits au jus acide et des petites baies épicées.

L'action thérapeutique générale de cette famille concerne l'interaction de la chaleur et des fluides dans le corps. Ces plantes réduisent les proliférations, les dilatations et les inflammations . Elles renforcent le corps astral et les forces activées par l'air et la chaleur.

La distillation des fleurs donne l'huile essentielle de «Néroli».

La distillation des feuilles donne l'huile essentielle de « Petitgrain »

Les huiles essentielles de Mandarine, de Citron, d'Orange sont obtenues par extraction à froid.

Ces arbres sont extrêmement prolifiques (chaque arbre peut produire jusqu'à deux cents fruits), profondément enracinés et très ramifiés. Les citrus contrôlent parfaitement l'interaction de deux puissants courants de force: les forces centrifuges, qui puisent les forces terrestres et les vitalisent d'éléments d'une luxuriance toute tropicale, et les forces cosmiques de la chaleur et de la lumière qui sont absorbées par les feuilles, l'écorce, le bois, les fruits. Leur processus de floraison et leur parfum - suave, presque éthéré mais extrêmement présent - suggèrent un organisme éthérique intensément pénétré par la sphère astrale. Les agrumes sont liquides comme des baies mais entourés d'une enveloppe résistante dessinée par les forces de l'air et de la chaleur.

Les citrus luttent contre les forces centrifuges du monde tropical. Leur action est rafraîchissante, vivifiante, tonique, et réunifient les éléments constituant le corps.

La sphère florale exprime une joie apaisante, douce et délicieuse, indicatrice du remarquable pouvoir sédatif et anti-dépresseur des fleurs.

Le parfum des feuilles épaisses et vigoureuses est moins raffiné, plus terrestre, plus ancré, légèrement amer. Leur action est revigorante, réconfortante, très matérielle comparée à celle du Néroli plus éthéré.

BERGAMOTE

(citrus bergamia)

Provenance : Italie, Côte d'ivoire, Guinée.

Distillation : *On presse à froid la pelure du fruit pour obtenir une huile essentielle de couleur jaune émeraude. Son parfum doux et fruité est très apprécié en parfumerie car il se marie bien avec la plupart des autres huiles essentielles.*

L'application de l'huile essentielle sur la peau peut provoquer chez certaines personnes des réactions de pigmentation en cas d'exposition au soleil, même à faible dilution. Cela fut à l'origine de l'interdiction tardive de certains produits solaires qui en contenaient. Pour cette raison, on utilise en usage externe de l'huile rectifiée dont on a ôté les coumarines.

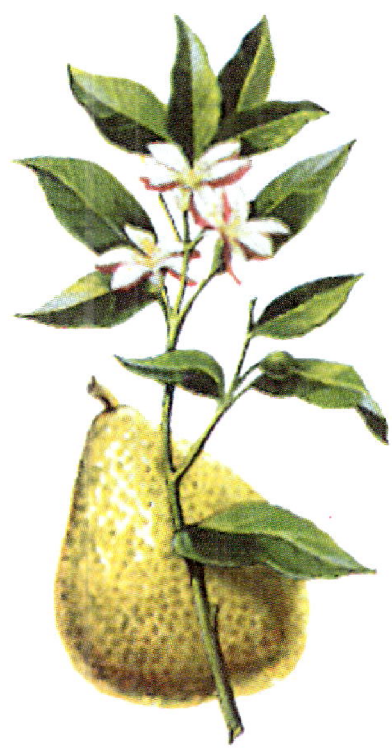

Propriétés : antispasmodique, antiseptique, tonique, digestive, stomachique, vulnéraire.
Indications : coliques, problèmes et parasites intestinaux, manque d'appétit, anxiété, soins des peaux grasses.

Usage : voie interne. Voie cutanée avec précaution. Parfum.

Danger : risque de réaction en cas d'exposition au soleil.

CITRON

(Citrus limonum)

Provenance : région méditerranéenne, Californie, Brésil, Argentine.

Distillation : *Par pression à froid de la peau. L'huile essentielle est jaune-vert, elle fonce avec le temps et a une odeur fraîche et légère. Le Citron donne un gros rendement en huile essentielle qui est largement utilisée dans les produits ménagers, la savonnerie et la cosmétologie. Elle est souvent rectifiée pour enlever les terpènes.*
On produit aussi de l'huile essentielle de Lime (Citrus aurantifolia/Floride, Amérique centrale), de Limette (Citrus limetta/Italie) ou de Combava (Citrus hystrix/Afrique) par pression à froid ou, de qualité inférieure, par distillation à la vapeur d'eau. Leur parfum est encore plus rafraîchissant et tonique que celui du Citron. Elles ont en gros les mêmes propriétés thérapeutiques et présentent les mêmes risques d'usage.

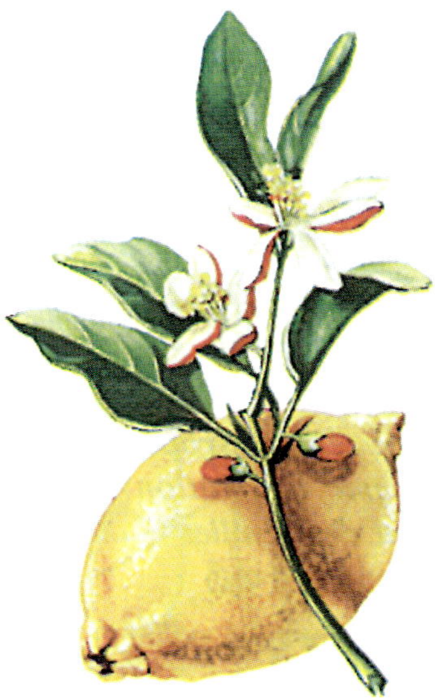

Le Citronnier est très épineux, ses feuilles sont épaisses et ses fruits très acides. Alors que ceux-ci ont une haute teneur en vitamines A, B et C, ce n'est pas le cas de l'huile essentielle qui, rappelons-le, ne contient jamais de vitamines. On augmentera les effets thérapeutiques de l'huile essentielle en la prenant dans un mélange de jus de Citron et de miel, en particulier pour les problèmes hépatiques. La douceur de son action la fait recommander aux enfants.

Usage : voies interne et cutanée. Parfum.

Danger : petit risque de réactions allergiques chez certaines personnes et en cas d'exposition au soleil.

Propriétés : bactéricide, antiseptique, stimulant des leucocytes, stimulante, tonique, stomachique, carminative, diurétique, hépatique, fluidifiant sanguin, hypotenseur, antirhumatismal.
Indications : maladies infectieuses, anémie, asthénie, varicosités, artériosclérose, hypertension, rhumatismes, dyspepsie, flatulence, congestion hépatique,soins de la peau, herpès.

ORANGE DOUCE ET AMÈRE

(Citrus sinensis, Citrus bigaradia)

Provenance : Espagne, Afrique du Nord, États-Unis, Amérique centrale.

Distillation : *On obtient l'huile essentielle d'Orange douce par expression à froid ou par distillation de la peau. Par expression, l'huile essentielle est orange avec une odeur fraîche et fruitée. Celle issue de la distillation est presque incolore et elle s'oxyde très vite. On y ajoute généralement des anti-oxydants pour l'utiliser dans des produits d'hygiène corporelle bon marché et dans l'industrie alimentaire.*
L'huile essentielle d'Orange amère, jaune foncé, obtenue par expression à froid de l'écorce a des effets thérapeutiques plus prononcés. Elle est largement utilisée en parfumerie, cosmétologie ainsi que dans la fabrication des liqueurs.

Propriétés : fébrifuge, stomachique, digestive, antispasmodique, sédative, hypotensive.
Indications : fièvre, indigestion, dyspepsie, flatulence, spasmes gastriques, troubles nerveux, palpitations cardiaques, rétention d'eau, cellulite, soins des peaux grasses et épaisses.

Usage : voie interne. Voie cutanée avec précaution. Parfum.

Danger : risque de réactions allergiques. Éviter l'exposition au soleil.

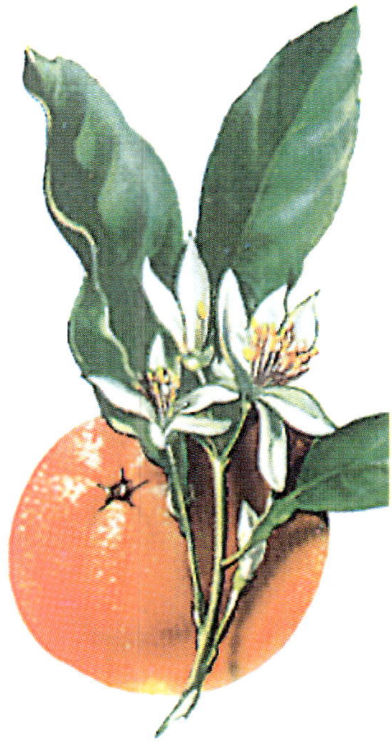

PETIT GRAIN

(Citrus bigaradia, Citrus reticulata, Citrus bergamia, citrus limon)

Provenance : France, Espagne, Italie, Afrique du Nord, Paraguay, Haïti, Comores.

Distillation : *On appelle huile essentielle de Petit grain les huiles essentielles obtenues par distillation à la vapeur d'eau des feuilles d'Oranger, de Citronnier, de Mandarinier et de Bergamotier, à la différence de celles obtenues par pression froid des peaux ou des fruits. Ces huiles essentielles ont un parfum floral, vivifiant et citronné, subtil qui entre en particulier dans la composition traditionnelle des eaux de Cologne.*

Propriétés : antispasmodique, déodorant, digestive, stimulant nerveux.
Indications : digestion lourde, insomnie, anxiété, transpiration excessive, soins des peaux et cheveux gras, stimulant intellectuel, renforce la mémoire.

Usage : voie cutanée essentiellement. Voie interne possible. Parfum.

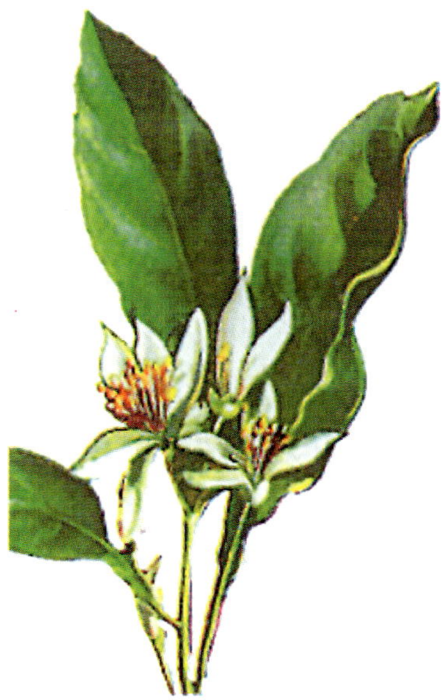

PAMPLEMOUSSE

(Citrus paradisi)

Provenance : Californie.

Distillation : *Par pression à froid de la peau, on obtient une huile essentielle jaune vert qui s'oxyde très rapidement et qui a surtout des propriétés thérapeutiques pour les soins de la peau. Sinon, elle est largement utilisée dans l'industrie alimentaire et les produits d'hygiène pour son parfum.*

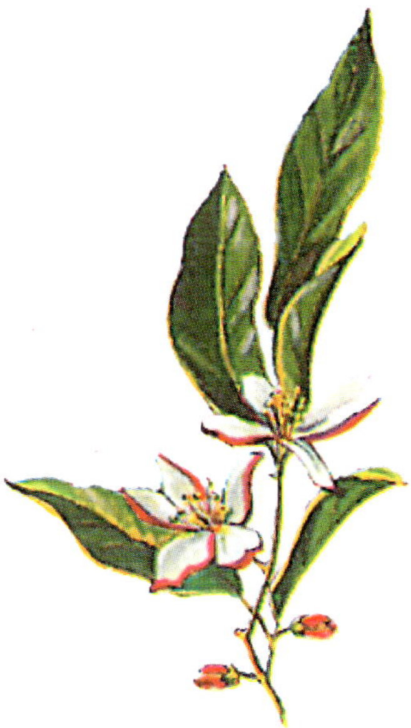

Propriétés : astringent, diurétique, dépurative, stimulant lymphatique.
Indications : cellulite, rétention d'eau, fatigue et raideur musculaire, peaux grasses et congestionnées, ralentit la perte des cheveux.

Usage : voies interne et cutanée. Parfum.

MANDARINE

(Citrus reticulata)

Provenance : Italie, États-Unis.

Distillation : *La pression à froid de la peau donne une huile essentielle fluide, jaune-orangé à l'odeur prononcée, douce et florale.*

Propriétés et indications : identiques à celles de l'orange avec une action antispasmodique et sédative du système nerveux plus prononcée. Elle peut être utilisée pour créer un état de relaxation (hypnogène) et favoriser la régression.

Originaire de Chine, la Mandarine est le plus délicat des agrumes. Elle était traditionnellement offerte aux mandarins, d'où son nom. Le Mandarinier est le plus doux de tous les citrus. Ses feuilles sont délicates, son fruit très sucré, sa peau tendre, son goût et son parfum fins et presque exotiques.

RUE

(Ruta graveolens)

Provenance : France, Espagne, Italie, Yougoslavie.

Distillation : *L'huile essentielle provenant de la distillation de l'ensemble de la plante est visqueuse avec une odeur fruitée acide. Toxique, elle sert uniquement pour l'extraction d'un de ses composants utilisé en pharmacologie.*

Cette plante considérée comme magique — elle était sensée protéger du diable – entrait dans la composition d'antidote aux poisons. Elle fut longtemps utilisée pour provoquer des interruptions de grossesse.

Usage : aucun, même pour le parfum.

Danger : fortement abortive. Toxique.

NEROLI

(Citrus bigaradia)

Provenance : France, Espagne, Afrique du Nord, Italie, États-Unis.

Distillation : *L'huile essentielle de Néroli est issue de la distillation des pétales de fleurs d'Oranger amer mais, vu son faible rendement et son coût, on utilise aussi d'autres fleurs d'agrumes comme l'Orange douce, le Citron ou la Mandarine. Sa senteur douce et suave en fait l'un des parfums les plus appréciés pour sa finesse.*

Originaire de Chine où ses fleurs étaient traditionnellement utilisées dans la composition des cosmétiques, l'Oranger pousse aujourd'hui tout autour de la Méditerranée, aux USA, en Amérique centrale et en Amérique du Sud.

On obtenait déjà de l'huile de Néroli au seizième siècle. Elle devint à la mode lorsque la duchesse de Néroli commença à l'utiliser pour parfumer ses gants.

L'hydrolat obtenu par distillation est plus connu sous le nom d'eau de fleurs d'Oranger . Apaisante, digestive et carminative, on l'emploie pour les soins de la peau et en pâtisserie. En outre, c'est un doux remède pour les coliques des enfants ainsi que pour les aider à s'endormir.

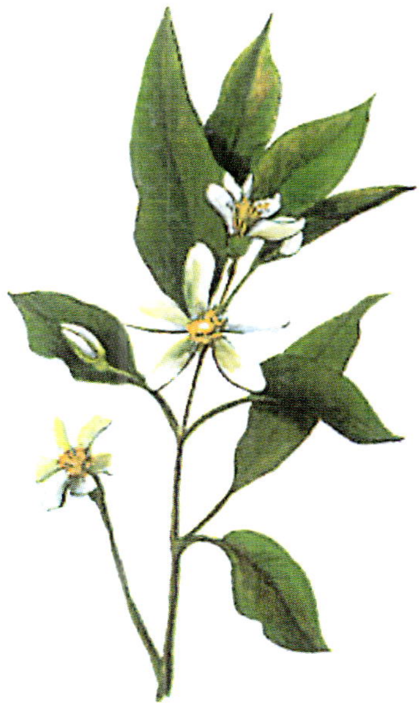

Propriétés: antidépresseur, antispasmodique, sédative, diminue l'amplitude des contractions cardiaques et musculaires, aphrodisiaque.
Indications : insomnie, hystérie, anxiété, problèmes émotionnels, palpitations et diarrhées dues au stress, trac, soins des peaux fatiguées et sensibles, rides, vergetures.

Usage : voies interne et cutanée. Parfum.

JABORANDI

(Pilocarpus jaborandi)

Provenance : Amérique Centrale, Caraïbes.

Distillation : *Les pétales séchés de ce buisson tropical donnent une huile essentielle toxique utilisée par la pharmacie pour l'extraction de la pilocarpine, un stimulant du système nerveux.*

Usage : aucun.

Danger : toxique, dermocaustique et abortive.

BUCHU

(Agosthosma betulina)

Provenance : Afrique du Sud.

Distillation : *Les feuilles donnent une huile essentielle brun foncé avec une odeur mentholée et camphrée, employée essentiellement en parfumerie et qui contient des composés dont l'absence de toxicité reste à prouver.*

Usage : parfum.

Danger : toxicité supposée. Abortive.

BOIS DE SANTAL

(Amyris balsamifera)

Provenance : Amérique Centrale, Caraïbes.

Distillation : *La distillation des rameaux produit une huile essentielle jaune pâle, assez visqueuse au parfum boisé et musqué qui sert essentiellement à remplacer le Santal mais n'a aucune propriété thérapeutique.*

SANTALACEES

Santal

SANTAL
(Santalum album)

Provenance : Inde, Indonésie, Chine.

Distillation : *La distillation des racines séchées réduites en poudre donne une huile essentielle épaisse et jaune au parfum à la fois boisé, sucré et épicé, caractéristique de l'Orient. La meilleure qualité est celle intitulée"Santal de Mysore", une ville du sud de l'Inde.*
Excellent fixatif, onéreuse, l'huile essentielle de Santal est souvent remplacée comme parfum par celle d'Amyris balsamifera ou par celle de Schimmela oleifera d'Amérique du Sud qui n'ont pas de propriétés thérapeutiques.

Propriétés : antiseptique urinaire, génital et pulmonaire, expectorant, diurétique, antispasmodique, astringent, antidépresseur, tonique, aphrodisiaque.
Indications : infections génito-urinaires (gonnorrhée, blennorrhée, cystite, colibacillose), impuissance, insomnie, dépression, diarrhée, bronchite, toux sèche, laryngite, soins des peaux craquelées ou abîmées, acné.

Usage : voie interne. Parfum.

Le Santal, l'un des arbres sacrés de l'Inde est mentionné dans les plus anciens livres sanskrits. Il a de plus toujours été utilisé comme encens dans les cérémonies religieuses ainsi que dans la médecine ayurvédique. Il servit longtemps à traiter les maladies vénériennes.

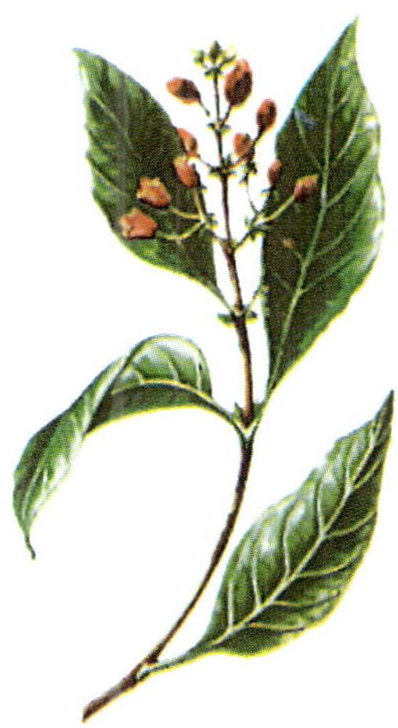

STYRACACEES

Benjoin

BENJOIN
(Styrax benjoin)

Provenance : Asie du Sud-Est.

Distillation : *Cet arbre tropical exsude une résine qui est généralement distillée à l'aide d'un solvant pour obtenir ensuite un absolu orange foncé, redilué pour la vente sous forme liquide. Bien qu'il aie des propriétés thérapeutiques contre les problèmes respiratoires et les rhumatismes, son mode de production en limite l'usage en aromathérapie. C'est par contre un parfum très recherché, doux, riche et vanillé qui a un effet euphorique.*

Usage : parfum.

Ne pas confondre le Benjoin avec le **Styrax** (Liquidambar orientalis) de la famille des hammamélidacées produit en Turquie et dont on extrait une véritable huile essentielle de couleur jaune et à l'odeur balsamique. Fréquemment falsifiée, c'est un excellent fixatif pour les parfums.

Propriétés : anti-inflammatoire, balsamique, expectorant, stimulant.
Indications : bronchites, toux, anxiété.

VALERIANACEES

Nard, Valériane

Nard
(Nardostachys jatamansi)

Provenance: natif d'Inde, distillé en Europe et aux US.

Distillation: *La distillation des racines séchées et écrasées donne une huile essentielle de couleur ambre au parfum très caractéristique, lourd et musqué proche d'une odeur animale.*

C'est l'une des essences les plus anciennes, déjà utilisée du temps des pharaons et citée dans la bible. Elle faisait partie des 7 huiles royales qui servaient à consacrer les rois juifs. Marie s'en servit pour oindre les pieds de Jésus avant la scène si l'on se réfère à la traduction exacte des évangiles. Peu utilisée en aromathérapie, difficile à trouver et chère, elle a sa place dans la parfumerie de luxe.

Propriétés : sédatif, anti-inflammatoire.
Indications: insomnie, migraines, tension nerveuse, allergies, peaux fatiguées.

Usage: voie cutanée. Parfum.

VALERIANE

(Valeriana officinalis)

Provenance: Belgique, France, Pays-bas, Europe de l'Est.

Distillation: *Par distillation des racines, on obtient une huile essentielle brune à l'odeur chaude et musquée qui s'oxyde avec le temps.*

La Valériane qui pousse dans le monde entier était réputée au moyen-âge comme une plante qui soignait toutes les maladies. En pharmacologie moderne, on s'en sert pour son effet calmant du système nerveux. Elle est aussi largement utilisée en parfumerie ainsi que pour relever le goût des tabacs et des boissons alcoolisées.

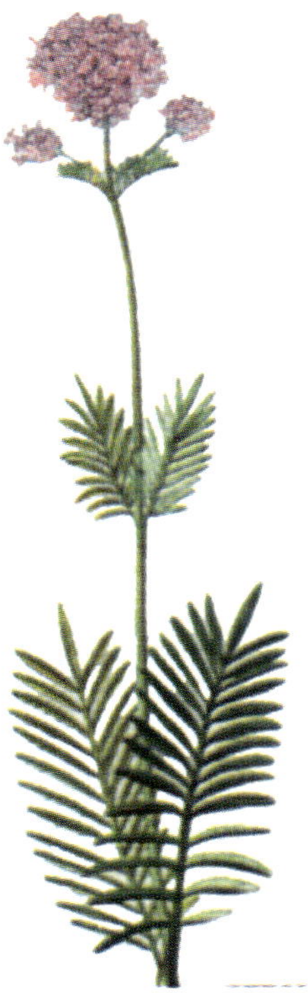

Propriétés: antispasmodique, diurétique, hypotensive, sédatif nerveux puissant, hypnotique, stomachique.
Indications: Insomnie, migraine, excitabilité, agitation, indigestion d'origine nerveuse.

Usage: voies interne et cutanée. Parfum

Danger: doit être utilisée à faibles doses à cause de son effet déprimant du système nerveux. Contre-indiquée en cas d'hypotension et de dépression.

ZINGIMBERACEES

Cardamone, Curcuma, Gingembre

CARDAMONE

(Elletaria cardamonum)

Provenance : Inde, Ceylan, Guatemala.

Distillation : *Les graines séchées issues d'un arbre de plusieurs mètres aux magnifiques fleurs jaunes et violettes donne une huile essentielle jaune pâle à l'odeur chaude et épicée caractéristique.*

Propriétés : antiseptique, antispasmodique, digestive, céphalique, aphrodisiaque.
Indications : coliques, crampes digestives, anorexie, indigestion, vomissements, stress.

Usage : voie interne. Parfum.

Employées dans la confection du curry en Inde mais aussi pour parfumer le café, les graines de Cardamone stimulent la digestion. Elles sont couramment utilisées en Orient depuis plus de 3 000 ans et Hippocrate les mentionnait déjà pour guérir toutes sortes de maux.

Un autre ingrédient du curry, le **Curcuma** (Curcuma longa) fournit à partir des rhizomes, comme le Gingembre, une huile essentielle jaune aux reflets bleus pour la digestion, les crises de foie et les douleurs articulaires. Riche en cétones, elle est à employer avec précaution en aromathérapie.

GINGEMBRE
(Zingiber officnalis)

Provenance : Chine, Indes, Malaisie, Grande-Bretagne

Distillation : *L'huile essentielle distillée à partir de la racine séchée est de couleur jaune plus ou moins foncé avec une odeur camphrée et citronnée. On distille aussi une huile essentielle de Gingembre rouge ou Galangal (Alpinia officinalis), une plante qui entre dans la composition du curry mais que l'on ne trouve plus actuellement. L'huile essentielle dite de Gingembre indien (Asarum canadense) d'une autre famille botanique n'a aucune vertu thérapeutique.*

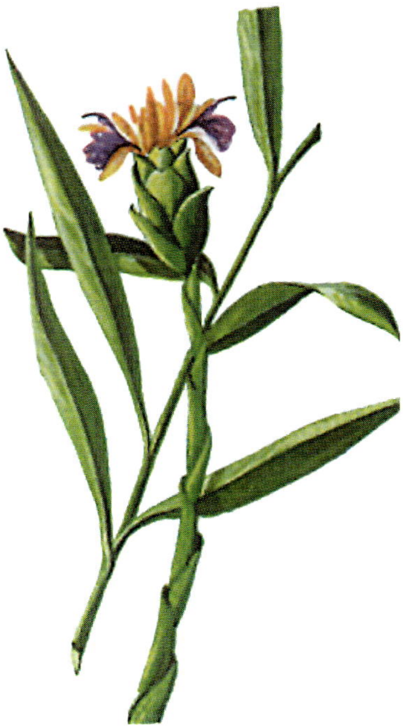

Le Gingembre est employé depuis des milliers d'années en Inde et en Chine pour ses remarquables propriétés médicinales et culinaires. Aujourd'hui encore il reste l'un des principaux remèdes prescrits par les thérapeutes macrobiotiques et les médecins chinois.

Dioscoride l'indique pour les faiblesses de digestion et de l'estomac. Au moyen âge, il était recommandé comme tonique, stimulant et fébrifuge.

Usage : voie interne essentiellement.

Propriétés : tonique, stimulante, stomachique, carminative, antalgique, antitussive, fébrifuge, antiscorbutique.
Indications : dyspepsie, flatulence, manque d'appétit, colique, diarrhée, nausée, mal des transports, fièvre, grippe, rhume, sinusite, fatigue, douleurs musculaires, rhumatismes.

ZYGOPHYLLACEES

Gaiac

GAIAC
(Bulnesia sarmienti)

Provenance : Amérique du Sud, États-Unis.

Distillation : *Le bois de Gaiac donne une huile essentielle jaune, presque solide, aux reflets verts et à l'odeur florale proche de la Rose. Il peut d'ailleurs servir à falsifier l'huile essentielle de Rose. Elle est utilisée comme antioxydant et agent de saveur dans certains aliments et boissons.*

Propriétés : anti-inflammatoire, antiseptique, diurétique, anti-rhumatismal.
Indications : arthrite, goutte, rhumatismes.

Usage : voie interne.

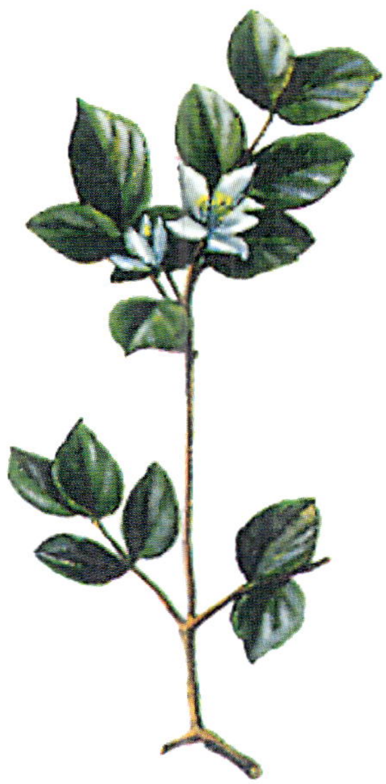

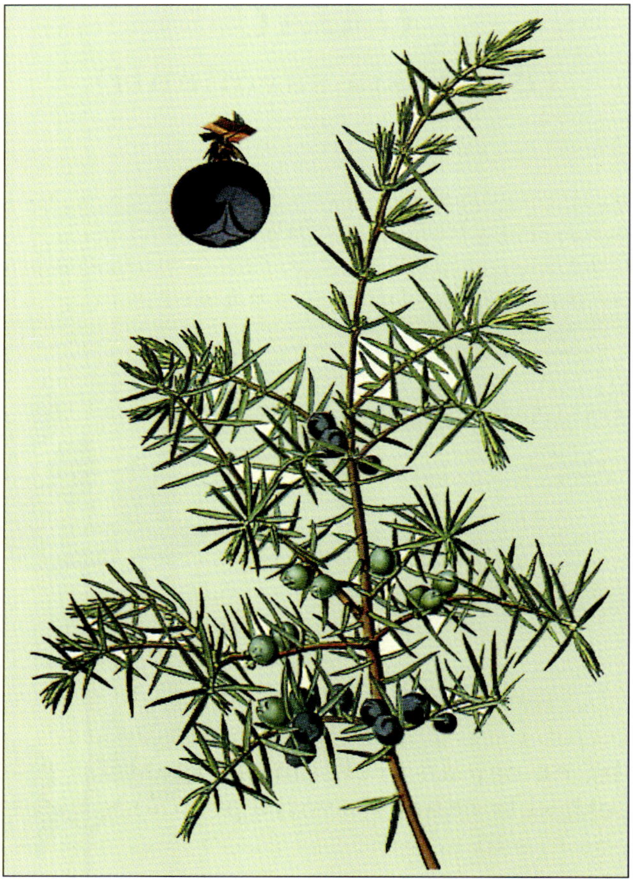

L'huile essentielle de Genévrier favorise l'élimination et apaise les douleurs articulaires.

CHAPITRE X

GUIDE THERAPEUTIQUE

Ce chapitre donne une classification des troubles de santé et des maladies par fonction et organe.

Vous pourrez ainsi vous y retrouver facilement.

Les huiles essentielles indiquées **en gras** sont les plus indiquées et les plus couramment utilisées pour le problème de santé concerné.

Celles indiquées *en italique* sont sujettes à des précautions d'emploi.

– **Pour déterminer l'huile essentielle ou les huiles essentielles dont vous avez besoin :**

Recherchez l'affection dont vous souffrez dans les listes ci-après, puis reportez-vous aux fiches décrivant chaque huile essentielle (chapitre IX) pour déterminer celles qui vous conviennent le mieux en fonction de l'origine de votre affection.

Par exemple, en cas de problèmes digestifs, vous pourrez prendre de l'Aneth si la cause de votre problème est alimentaire et de la Valériane si son origine est nerveuse.

La consultation des fiches vous permettra aussi de déterminer comment utiliser l'huile essentielle, par voie interne, cutanée ou respiratoire.

Il est impératif de vous reporter aux fiches descriptives des huiles essentielles si celles-ci exigent des précautions d'emploi.

– **Pour un traitement plus complet par voie interne**, reportez-vous au chapitre IV, où vous trouverez une méthode pour choisir vos huiles essentielles en fonction de vos différents symptômes.

– Pour connaître **les doses à employer**, reportez-vous au chapitre IV.

– Pour un traitement par **frictions et massages**, reportez-vous au chapitre V.

– Pour les **soins de la peau et des cheveux**, reportez-vous au chapitre VI.

– Pour la **diffusion des huiles essentielles**, reportez-vous au chapitre VII.

– Pour les **propriétés psychiques** des huiles essentielles, reportez-vous au chapitre VIII.

ÉTAT GÉNÉRAL

Fatigue, asthénie :
Pin, Menthe, Gingembre, Sarriette, Thym, Angélique, Citron,
Genièvre, Romarin, Cannelle, *Muscade,* **Girofle, Citronnelle,**
Ail, Poivre dio.

Fièvre :
Camomille, Sapin blanc, Sauge off., *Ail,* Tea Tree, Orange, Mandarine, Gingembre, Bornéol, *Poivre noir*

Grippe :
Lavande, Romarin, Sapin blanc, Ravensare, Bornéol, Thym,
Cannelle, Laurier, Tea Tree

Névralgies :
Camomille, Menthe, Lavande, Marjolaine, Sauge esp., Gingembre,
Angélique, Epicéa, *Muscade, Girofle, Origan, Romarin, Thym, Poivre noir*

Infections :
Citron, Origan, Thym, Ail, Girofle, Lavande, Camomille

Inflammations: **Camomille,** Myrrhe, Encens, Patchouly

Déficience immunitaire: **Laurier,** Ail, Niaouli, Citron, Camomille

Cancer (sous toutes réserves) :
Thuya, Géranium, Hysope, Sauge, Girofle

Anorexie: **Angélique, Coriandre,** Palmarosa, Cardamone

Désintoxication : Angélique

Vertiges : Camomille

Evanouissements : **Lavande, Menthe**

Allergies : Mélisse, Nard

Désinfection de l'atmosphère :
Citronnelle, Lemongrass, Lavande, Lavandin, Citron, Pin, Cèdre, Sapin, *Origan*

Eloigne les insectes : ***Citronnelle***, **Lemongrass, Géranium, Lavande, Eucalyptus**

CŒUR - SANG - CIRCULATION

Tachycardie, palpitations, trac :
Lavande, Néroli, Ylang-ylang, Rose, Orange, Hélychryse, Romarin, *Anis*

Hypertension : **Ylang-ylang , Marjolaine, Citron,** Oignon, Achillée

Hypotension : **Sauge, Hysope,** *Sarriette, Ail*

Problèmes artériels, artérioscélorose : **Citron, Genièvre,** Hélychryse, *Cèdre,* Romarin

Varices, varicosités : **Cyprès, Citron,** Sauge, Achillée

Mauvaise circulation générale :
Coriandre, Epicéa, Galbanum, Livèche, Poivre race., *Poivre noir*

Jambes lourdes : **Cyprès**

Hémorroïdes : **Cyprès, Sapin Canada**, Myrte, *Cèdre, Persil*

Fragilité capillaire : **Lavande, Citron,** Vétiver, Rose

Hémorragies : Géranium, Rose

Cellulite :
Géranium, Fenouil, Pamplemousse, Mandarine, Orange, *Persil*

Sang trop riche, cholestérol :
Citron, Céleri, Bouleau, Romarin, Menthe

Anémie :
Camomille, Livèche, *Cannelle, Angélique,* Citron

Infection sanguine ou lymphatique : ***Thym***

Circulation lymphatique : Angélique

POUMONS - RESPIRATION

Bronchites, toux:
Pin, Sapin, Romarin, Cajeput, Myrte, Tea Tree, Myrrhe, Encens, **Thym, Origan,** *Hysope, Sauge off.,* Ravensare, Menthe,, Elémi, Cyste, Epicéa, Santal, Baume du pérou, de Tolu, *Badiane,* Bornéol, Houblon, Angélique, Galbanum, Férule, *Poivre noir, Poivre, Poivre dio*

Maux de Gorge:
Pin, Sapin, Lavande, Myrte, Géranium, Romarin, **Thym**, *Mélisse*

Asthme :
Lavande, Hysope, Encens, Cèdre, Sapin Canada, Epicéa, *Mélisse, Sauge off., Thym linalol, Laurier, Anis,* Houblon, Myrte, Galbanum, Férule

Rhume :
Pin, Romarin, Tea Tree, Gingembre, Menthe, Cyste, Baume du Pérou, de Tolu

Sinusite :
Lavande, Niaouli, Tea Tree, Romarin, Pin, Ravensare, Gingembre, *Thym linalol, Poivre*

Coup de froid : **Poivre rouge,** Badiane, *Poivre noir*

Hémorragies pulmonaires : Myrrhe, Encens

Tuberculose :
Myrrhe, Hysope, Thym, Cajeput, Myrte, Sapin

Mucosités : **Encens, Myrrhe,** *Hysope, Patchouly*

Coqueluche : Cyprès, Romarin, Lavande

Laryngite : **Sauge esp.**

Angine : *Thym thymol/carvacol,* Ail

Spasmes respiratoires : Lavande, Marjolaine, Anis

DIGESTION

Digestion paresseuse, ballonnements, flatulences, aérophagie : **Aneth, Basilic, Anis, Marjolaine, Thym, Estragon, Muscade, Coriandre,** Cannelle, Menthe, Sarriette, Sauge sclarée., Angélique, Lemongrass, Livèche, Palmarosa, Citron, Orange, Petit grain, Mandarine, Gingembre, *Hysope, Laurier, Girofle,Fenouil, Poivre noir, Poivre*

Indigestion :
Aneth, **Céleri, Mélisse,** Aneth, Carotte, Achillée, *Badiane, Poivre dio, Persil.*
Vomissements : **Menthe,** *Armoise*

Gastrite, gastralie : Menthe, Orange, Cardamone

Crampes digestives : **Camomille,** Marjolaine, Angélique, *Basilic*

Nausées :
Lavande, Menthe, Mélisse, Bergamote, Cardamone, Gingembre, *Basilic, Coriandre, Fenouil, Poivre noir, Rose,* Poivre dio.

Ulcère : Camomille, Géranium

Diarrhée, dysenterie : **Cyste, Cajeput,** Sarriette, Santal, Gingembre, Néroli

Appétit : **Gingembre, Poivre noir, Laurier,** *Thym linalol,* Bergamote

Hoquet : ***Estragon***

Colite, colique :
Aneth, Camomille, Lavande, Coriandre, *Badiane, Marjolaine, Cannelle, Poivre noir,* Gingembre, Romarin

Constipation : **Carotte,** Sarriette, Achillée, *Fenouil, Poivre noir*

Troubles intestinaux, transit : **Cannelle,** Cyste

Parasites intestinaux : **Bergamote,** *Armoise, Estragon, Thuya, Cannelle*

Infections intestinales :
Thym, Muscade, Basilic, Palmarosa, Angélique, Galbanum, Livèche, Orange, Valériane, Cardamone

FOIE - VESICULE BILAIRE - RATE-PANCREAS

Insuffisance hépatique :
Carotte, Hélychryse

Foie congestionné :
Camomille, Citron, Menthe, Romarin, Céleri, Carotte, *Basilic*

Problèmes et calculs biliaires :
Romarin, Carotte, Sauge, Pin, *Fenouil*

Jaunisse, cirrhose :
Romarin, Carotte, Sauge

Gueule de bois :
Sauge, Romarin

Problèmes de rate :
Camomille, Menthe, Oignon

Diabète :
Géranium, Carotte, Eucalyptus, *Genièvre*

REINS - VESSIE

Rétention d'eau, obésité, œdèmes :
Bouleau, Carotte, Orange, Livèche, *Cèdre, Thym linalol, Angélique, Fenouil*

Affections rénales, calculs :
Bouleau, Genièvre, Géranium, Oignon, Carotte, *Fenouil*

Urée : **Bouleau,** Pamplemousse, Mandarine

Cystite, troubles de la miction, infections urinaires :
Pin, Sapin Canada, Cajeput, Santal, Tea Tree, Lavande, Sarriette, Céleri, Bouleau, **Genièvre,** *Thuya, Thym, Cèdre, Cannelle, Persil, Poivre*

Enurésie : **Cyprès**

Déficience des surrénales : Géranium, Romarin, Sauge, Pin

ORGANES GENITAUX

Impuissance, frigidité :
Ylang-Ylang, Santal, Cannelle, Muscade, Girofle, *Anis, Poivre noir,* Rose, Bois de rose

Hyperactivité sexuelle : **Houblon**

Stérilité : Sauge esp.

Infections génitales : Romarin, Sarriette

Maladies utérines : **Myrrhe, Encens,** Rose

Inflammations mammaires : **Myrrhe, Encens**

Gonorrhée : **Santal,** *Cèdre*

Blénnorrhée : **Santal,** *Genièvre,* Lavande

Hypertrophie de la prostate : *Thuya*

Régularise les règles (dysménorrhée) :
Armoise, Sauge, Camomille, Cyprès, Menthe, Carotte, *Genièvre, Basilic, Persil*

Absence de règles (aménorrhée) :
Sauge, **Houblon,** Camomille, Aneth, Céleri, *Genièvre, Fenouil*

Règles douloureuses, crampes du bas-ventre :
Sauge, **Marjolaine, Houblon,** *Genièvre, Basilic*

Problèmes de ménopause :
Camomille, Géranium, Cyprès, *Fenouil*

Bon déroulement de la grossesse : Encens

Facilite l'accouchement : **Myrrhe,** *Basilic, Cannelle, Persil*

Facilite la lactation : Aneth, Houblon, *Anis,* Fenouil

ARTICULATIONS - MUSCLES

Rhumatismes, douleurs articulaires :
Bouleau, Pin, Romarin, Bornéol, Cajeput, *Genièvre,* Camomille, Sapin blanc, Epicéa, Sarriette, Ravensare, Baume du Pérou, de Tolu, Livèche, Citron, Gingembre, Gaiac, *Thuya, Marjolaine, Origan, Sauge, Thym, Laurier, Muscade, Poivre rac, Coriandre, Persil, Poivre noir*

Arthrite :
Bouleau, Coriandre, *Basilic, Thym,* Céleri, Gaiac

Goutte :
Romarin, Thym, Livèche, Gaiac, *Basilic, Coriandre, Persil,*

Douleurs vertébrales, sciatique :
Lavande, Ravensare, Romarin, *Persil,* huile de Millepertuis

Douleurs, crampes, raideur :
Pin, Lavande, Lavandin, *Marjolaine,* Bouleau, Hélychryse, Sapin blanc, Epicéa, Menthe, Sauge, Angélique, Galbanum, Pamplemousse, Gingembre, *Coriandre, Poivre rouge, huile d'Arnica*

Faiblesse musculaire, atonie : Lemongrass, *Poivre noir*

Préparation à l'effort sportif : **Romarin, *Cannelle***

Coups, contusions : **teinture ou huile d'Arnica**

BOUCHE - DENTS OREILLES

Maux de dents :
Girofle, Camomille, Menthe, *Poivre noir*

Poussée dentaire : Camomille

Gencives douloureuses (gingivite) : **Camomille, Sauge esp**.

Douleurs d'oreille, otite : Camomille, Cajeput, Niaouli

Aphtes, stomatite : ***Sauge off.,*** Bergamote

Soins des yeux, conjonctive : **Camomille,** eau de Bleuet

PEAU

Toutes peaux :
Ylang-ylang, Camomille, Palmarosa, Bois de rose, Citron, Eaux de fleurs d'Oranger et de Lavande

Peaux enflammées, irritées :
Lavande, Rose, Camomille, huile de Calendula, Elémi, Achillée, Angélique, Galbanum, Santal, eaux de Tilleul et de Bleuet

Peaux fatiguées, ridées, dévitalisées :
Bois de rose, Carotte, Rose, Néroli, eau de Rose, Elémi, Cyste, Nard, Achillée, Géranium, Palmarosa, Galbanum, *Patchouly*

Peux sèches ou sensibles :
Rose, Néroli, Palmarosa, eau de Rose, huile de Calendula, Romarin, Menthe, Baume du Pérou, de Tolu, Galbanum, Santal, *Patchouly*

Peaux grasses :
Cyprès, Géranium, *Cèdre, Basilic,*Vétiver, Myrte, Bergamote, Tea Tree, *Patchouly,* Citronnelle, Fenouil, Orange, Petit grain, Mandarine, eau de Romarin

Peaux congestionnées :
Cyprès, Géranium, Pamplemousse, Angélique, *Fenouil*

Peaux couperosées: Sauge, Hélychryste, eau d'Hammamélis

Peaux des bébés :
huile de Calendula, Camomille, Citron, Lavande,

Maladies de peau :
Géranium, Lavande, Bouleau, Camomille, *Cèdre, Genièvre, Hysope, Patchouly, Sauge off.*

Acné :
Cajeput, Palmarosa, Santal, Lavande, Myrte, Carotte, Hélychyse, Galbanum, Eau de Camomille

Eczéma :
***Cèdre,* Rose,** Lavande, Carotte, Achillée, *Genièvre, Hysope, Patchouly*

Herpès : **Tea Tree,** *Genièvre, Patchouly,* Rose, Citron

Urticaire : Camomille

Verrues : **Thuya, Tea Tree**

Transpiration excessive :
Sauge off., Sauge esp., Cyprès, *Citronnelle,* Lemongrass, Petit grain

CHEVEUX

Tous cheveux :
Ylang-ylang, Lavande, Thym

Cheveux gras :
Romarin, Citron, *Cèdre,* Petit grain, *Poivre rac*

Cheveux secs et cassants :
Sauge, Géranium

Chute :
Romarin, Cèdre, *Sauge off.,* Géranium, Pamplemousse, *Poivre rac*

Pellicules : **Cade, Romarin,** *Cèdre*

Cuir chevelu : Cèdre, Cade, Lemongrass

Poux : Lemongrass, Origan

PLAIES - BRULURES

Plaies infectées:
Lavande, *Girofle,* Myrrhe, Encens, Elémi, Thym

Cicatrisation, coupures :
Camomille, Hélychryse, Géranium, *Hysope,* Romarin, Galbanum

Brûlures :
Camomille, Lavande, Tea Tree, huile de Millepertuis, Carotte, Géranium, Romarin

Coups de soleil : **Lavande, Tea Tree**

Piqûres d'insectes : **Lavande, Tea Tree,** *Patchouly,*

SYSTEME NERVEUX

Dépression, neurasthénie :
Lavande, *Basilic,* Sauge scl., Ylang-ylang, Ravensare, Hélychryse, Camomille, Sapin Canada, Géranium, Vétiver, Marjolaine, Mélisse, Rose, Santal, *Patchouly, Thym linalol, Poivre doi*

Tension nerveuse, stress, anxiété, angoisse :
Camomille, Lavande, Mélisse, Petit grain, Néroli, Mandarine, Nard, *Basilic,* *Marjolaine,* Ylang-ylang, Orange, Cyste, Sauge scl., Ravensare, Epicéa, Géranium, Lemongrass, Vétiver, Bois de Rose, Galbanum, Rose, Bergamote, Cardamone, *Patchouli, Laurier, Cèdre*

Insomnie :
Camomille, Lavande, Néroli, Houblon, Marjolaine, Mélisse, Valériane Mandarine, Petit grain, Ylang-ylang, Cyste, Vétiver, Rose, Santal, Nard, *Basilic*

Fatigue nerveuse, cérébrale :
Romarin, Basilic, Coriandre, *Thym linalol, Muscade, Girofle,* Bornéol, Elémi, Petit grain

Maux de tête, migraines :
Camomille, Lavande, Menthe, Marjolaine, Angélique, *Citronnelle,* Lemongrass, *Basilic,* Bois de rose, Romarin, Sauge esp., Houblon, *Anis,* Rose, Nard, *Valériane*

Spasmophilie : *Basilic*

Emotivité, hystérie :
Camomille, Mandarine, Néroli, Cyprès, *Armoise, Sauge off., Valériane,* Férule

PSYCHISME

Problèmes affectifs, relationnels : *Marjolaine, Cyprès,* Sauge, Orange amère

Manque de patience, de persévérance : *Cyprès, Romarin, Genièvre,* Sauge

Manque d'équilibre, d'harmonie, de sérénité : Lavande, Orange amère, *Cyprès, Romarin*

Rigidité morale, difficulté à se laisser-aller : *Romarin, Sarriette, Cannelle*

Dévalorisation, reproches : *Romarin, Laurier*

Insatisfaction, apitoyment, plaintes : *Romarin, Thym*

Timidité, manque de confiance en soi : Menthe, Marjolaine, Citron

Sentiment de rejet, d'injustice : *Thym,* Sauge, Orange amère, Eucalyptus

Colère, rancune : Camomille, *Romarin,* Eucalyptus

Réactions extrêmes, excès de conduite, difficulté à s'adapter : Sauge, Carotte

Peur, sentiment de solitude : Laurier, Genièvre, *Cyprès*

Tristesse, séparations, regrets : Eucalyptus

Pessismisme, manque de joie et d'enthousiasme : Lavande, Menthe, Basilic, *Cannelle*

Manque de contact avec la réalité, indifférence : Sapin Canada, Thym, *Marjolaine*

Egoïsme, manque de générosité : Lavande, Girofle, Basilic

Manque de dynamisme, d'ambition : Menthe, Marjolaine, *Thym, Laurier, Cannelle*

Hypersensibilité : *Thym,* Citron

Manque de recul, de détachement : *Cyprès,* Eucalyptus

Manque d'imagination, de créativité, de fantaisie : *Romarin,* Menthe

Manque de chance, d'intuition : Menthe, *Thym*

Inefficacité : Sauge, *Thym*

Amoralité : *Girofle*

Manque de simplicité : *Girofle,* Lavande

Manque de charme, de séduction : Marjolaine, Laurier, Carotte

Difficulté à exprimer la tendresse et la douceur : Lavande, Basilic

Sentiment d'insécurité, besoin de protection : *Cyprès,* Basilic

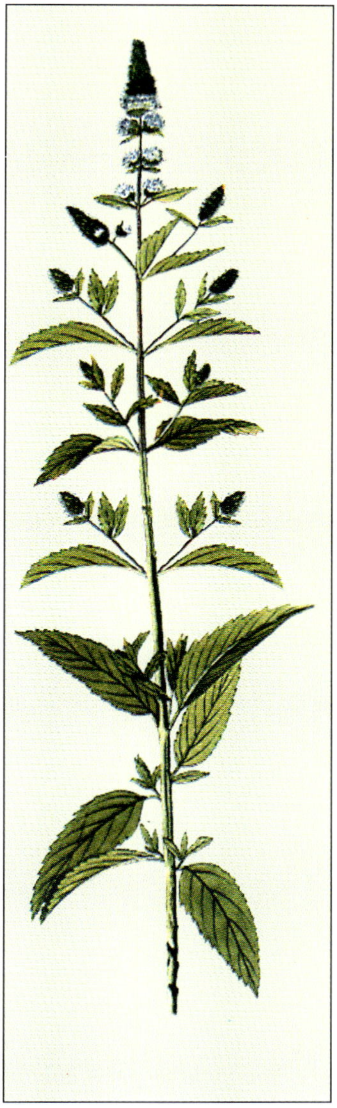

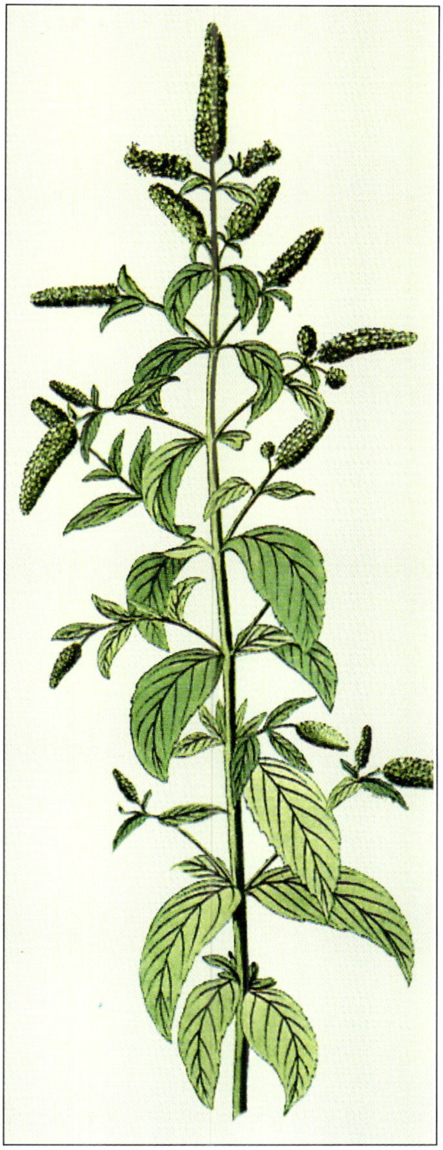

Huit cent espèces de Menthe à l'odeur caractéristique parsèment le monde.

LISTE ALPHABETIQUE DES PLANTES CITEES

Huiles essentielles, huiles, concrets et absolus

L'auteur anime en France, en Suisse et au Canada
des stages de formation
à l'utilisation des huiles essentielles
ainsi qu'à différentes techniques
de massages :
réfléxologie, massage anti-stress,.....

Pour tous renseignements, écrire à

Jean-Louis ABRASSART
BP 17
74270 FRANGY
France

QUELQUES LABORATOIRES

Lydia et Philippe BOSSON
Gottaz 34, 1110 MORGES (SUISSE)
Tél. 021 803 05 45

ECHINOPS
Domaine de Castillou, 11190 LUC SUR AUDE
Tél. 04 68 74 17 89

FLORAME
34 Bd Mirabeau, BP 95, 13210 ST REMY DE PROVENCE
Tél. 04 90 92 48 70

INSA
11 Rue Georges Bernanos, 60200 COMPIEGNE
Tél.

JK COSMÉTIQUE
Rue Gérard Gadiot, Fourchon, 13200 ARLES
Tél. 04 90 49 92 00

OSMOBIOSE
4 Allée Claude Monet, 91160 LONGJUMEAU
Tél. 01 69 34 96 44

SANOFLORE
26400 EYGLUY ESCOULIN
Tél. 04 75 76 40 31

SOLAROMA
Route des Pyrénées, 11190 COUIZA
Tél. 04 70 74 20 65

INDICATIONS BIBLIOGRAPHIQUES

L'Aromathérapie exactement
Pierre Franchomme, Dr Daniel PénoÎl
Éditions Roger Jollois

Aromathérapie
Dr Jean Valnet
Éditions Maloine

Huiles essentielles
Les répertoires de Michel Dogna
Éditions Guy Trédaniel

La nouvelle aromathérapie
Philippe Mailhebiau
Éditions Vie Nouvelle
Éditions Jenkins

Le livre des parfums
René A. Strassmann
Éditions Guy Trédaniel

Les huiles essentielles et la santé
P. Durrafourd
La Maison du Bien-être

The Art of Aromatherapy
René Tisserand
Thorsons (en anglais)

The Essential Oil Safety Data
René Tisserand
Thorsons (en anglais)

Marguerite Maury's Guide to Aromatherapy
Marguerite maury
Daniel (en anglais)

Aromatherapy an A-Z
P. Davis
Daniel (en anglais)

TABLE DES MATIERES

Epitaphe de Rainer Maria Rilke
composé par lui-même :

*"Rose, ô pure contradiction, volonté de n'être
le sommeil de personne, sous tant de paupières."*

Achevé d'imprimer en juin 2000
sur les presses de l'imprimerie Fareso
Madrid (Espagne)
Dépôt légal : 2e trimestre 2000